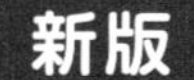

生後すぐからできる

赤ちゃんのリズム体操

川島智世・著

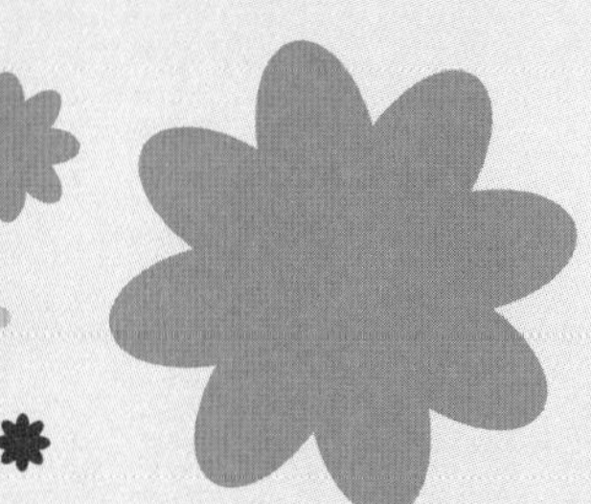

Gakken

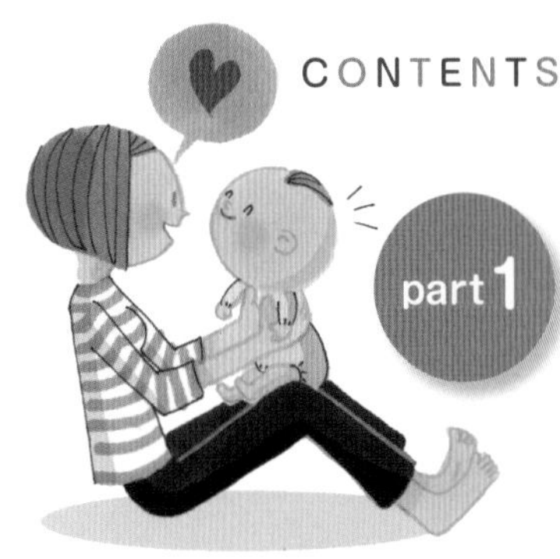

CONTENTS

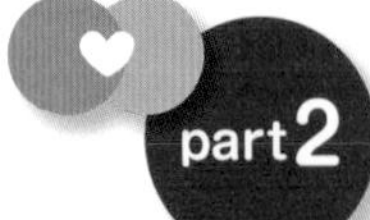

part5 生後２か月前後からできる赤ちゃん体操

part6 赤ちゃんを健康にする&発達を促すマッサージ

part7 お悩み解消！ おすすめ体操

はじめに

本書と付属の音楽は、赤ちゃんがおなかにいるときから、ママ、パパ、赤ちゃんの心と体を元気にし、赤ちゃんと過ごす時間が少しでも楽しくなることを願って作りました。完成までには、多くの方の力をお借りしています。

本書は、親子のきずなを深め、ママの体をいたわる妊婦体操から始まります。生まれたばかりの赤ちゃんをどうあやしていいのかわからないママやパパのために、生後すぐからでき、赤ちゃんの心や体の発達を促す簡単なリズム体操、生後7～8か月ごろに起こりがちな夜泣きへの対策になるアクティブなリズム体操なども取り上げました。また、月齢別・発達別に体操をアレンジする方法も紹介しました。赤ちゃんと触れ合うあそびや子育てのヒントも満載です。

赤ちゃんはママやパパの口元を見て、言葉の発し方や会話を学んでいきます。機械から流れる歌や音だけでは言葉の発達を促しません。本書で紹介する歌は、とても短く覚えやすく作られているので、できるだけママやパパが口を大きく開けて歌ってあそんであげてください。赤ちゃんだけでなく、1～2歳のお子さんとも本書の歌で楽しくあそぶことができます。

乳幼児をもつママ、パパだけでなく、育児支援をなさっている方たちにも愛用していただき、多くのママやパパの子育てやあそびのヒントになれば幸いです。

助産師 川島智世

part 1

赤ちゃんの リズム体操のすすめ

リズム体操は楽しいだけでなく、
赤ちゃんの発達を促す素晴らしい効果があります。
part 1 ではリズム体操がもたらす効果と、
行う際の注意点などについて詳しく解説します。

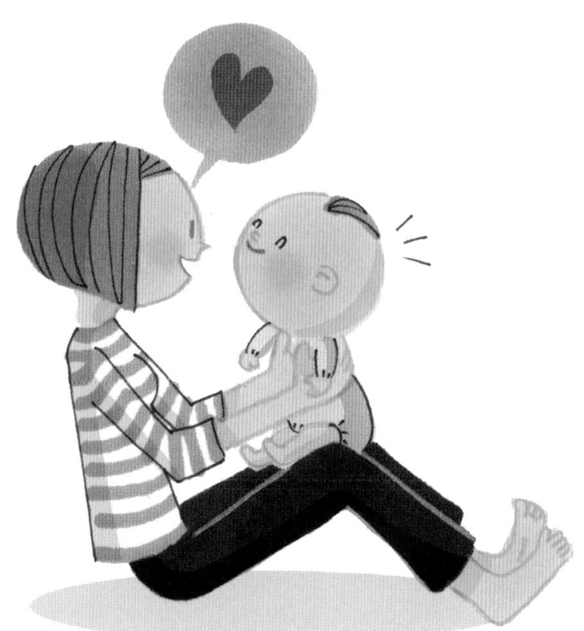

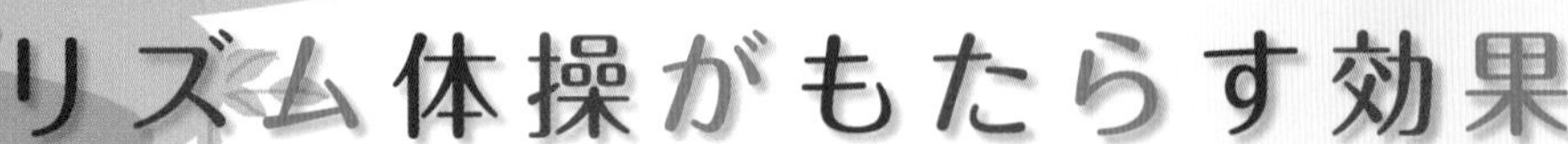

リズム体操がもたらす効果

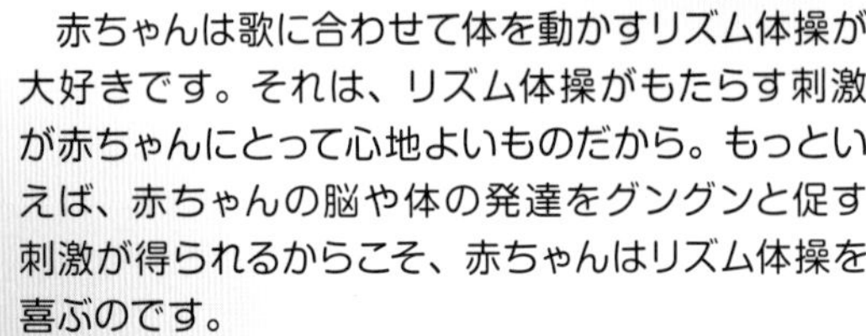

赤ちゃんは歌に合わせて体を動かすリズム体操が大好きです。それは、リズム体操がもたらす刺激が赤ちゃんにとって心地よいものだから。もっといえば、赤ちゃんの脳や体の発達をグングンと促す刺激が得られるからこそ、赤ちゃんはリズム体操を喜ぶのです。

人間の脳は例えるなら、クリスマスのイルミネーションのようなものです。イルミネーションは電流が流れると、電球がピカピカと輝きますよね。

人間の脳のなかで、このイルミネーションに当たるのが神経細胞です。脳の発達とは、簡単にいうと、神経細胞同士のつながりがよくなり、神経回路が広がっていくこと。目や耳、皮膚から赤ちゃんに刺激が入ると、脳内に電流が流れ、電球がピカッと輝くがごとく、神経細胞がつながっていきます。それを繰り返すことで、脳の働きはどんどんよくなり、知能や運動能力が伸びていくのです。

生まれたばかりの赤ちゃんは、イルミネーションがまだ十分につながっていません。ですから、生後すぐからリズム体操を行い、目や耳、皮膚の感覚のイルミネーションに電流を流してあげましょう。

育児に少し慣れて、抱き方をマスターできたら、歌に合わせて赤ちゃんを揺らしていきます。耳の奥には三半規管という器官があり、体のバランスを調整する働きをしています。優しくリズミカルに揺らすことで三半規管が刺激を受け、運動機能のイルミネーションへとつながっていきます。つかまる、歩く、登るなど運動機能のあらゆるライトが美しい光をともす最初の一歩となるのです。

揺れが心地よいと赤ちゃんはウトウトと眠ってしまいます。月齢が進むと笑顔で喜びます。これは「ママ、パパ。この揺れ、大好き！」とその子の脳が喜んでいると思ってください。

耳は運動機能を伸ばすイルミネーションにつながっているだけでなく、言葉（音）が入力される場所でもあります。心地よい揺れやリズムとともに言葉が届くことで、言葉の発達も促されるでしょう。

月齢が進むと、赤ちゃんは脳の活性化を求めるように、三半規管や体幹（胴体）の筋肉を刺激するあそびをますます好むようになります。上下左右に揺らしたり、回転したりといった、三半規管や体幹の筋肉を鍛えるリズム体操を行いましょう。

赤ちゃんのときから意識して体幹を鍛えることで、正しい姿勢を保持する力が養われます。小学校に上がったときに、美しい姿勢で学ぶ子どもになることでしょう。

またリズム体操は、赤ちゃんにほどよい疲れを与え、安眠へと導きます。体を動かすことでストレスも発散されますから奇声対策にもつながります。

この本では、安産のための妊婦体操も取り上げています。紹介している体操やマッサージには、親子や夫婦のきずなを強くする、出産で使う筋肉を鍛える、陣痛をやわらげる、おなかのなかの赤ちゃんの情緒を安定させ発達を促す、などの効果があります。ママとパパの優しい歌声を、妊娠中から赤ちゃんに聞かせてあげてくださいね。

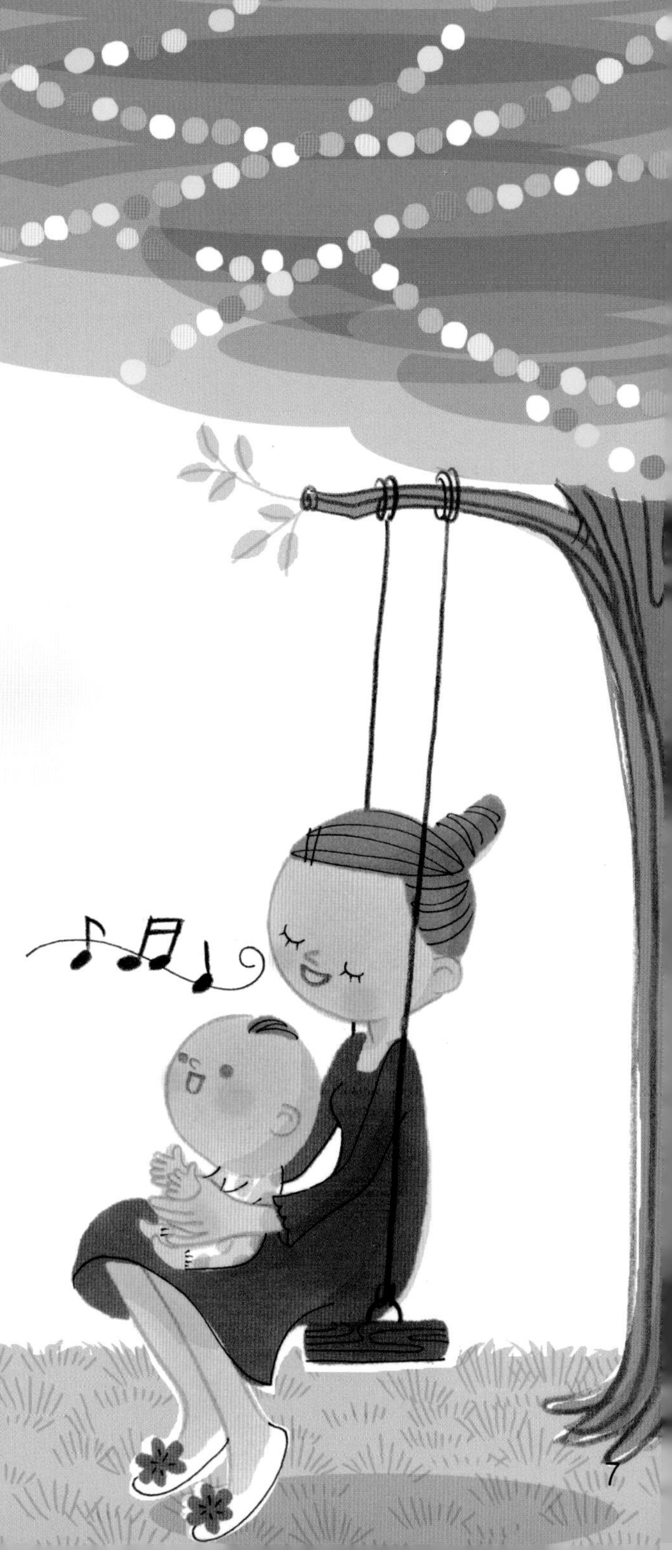

月齢ごとの発達とリズム体操

生後すぐ〜2か月ごろ

生まれたばかりの赤ちゃんは、見たり聞いたりすることはできても、はっきりとした意識のない世界にいます。生後すぐからのリズム体操で、視覚や聴覚、触覚を刺激し、「私があなたの親ですよ」と意識づけてあげましょう。

赤ちゃんの体をさする、ツンツンとつつく、くすぐる、手や足を握るなどのふれあいあそび、五感を刺激するあそびなら、生後すぐから楽しむことができます。

最初は小さく優しい声で歌を歌いましょう。赤ちゃんが目覚めているときには、両手のてのひらで首から肩を包み込むように支え、ほんの少し上半身を起こして歌ってあげるといいでしょう。

これといった赤ちゃんからの反応がないように見えても、この時期、脳の神経回路は目覚ましい発達を遂げています。ママやパパからたくさんの刺激を与えてあげましょう。

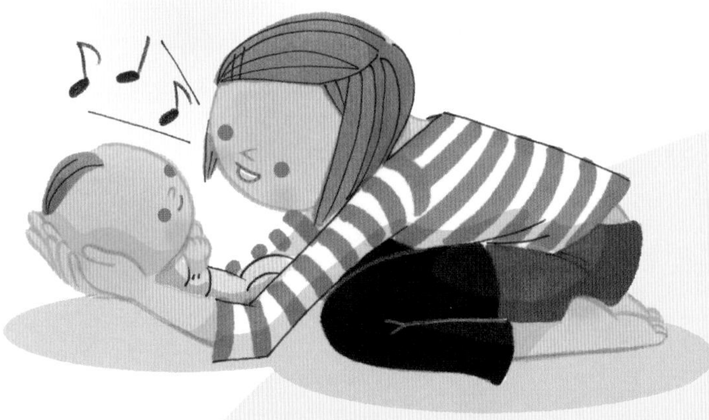

育児のワンポイント

新生児期は赤ちゃんが欲しがるだけ母乳を与えましょう。母乳の場合は、水分補給を兼ねることができますから、湯冷ましを別に与える必要はありません。ママの食べたものがそのまま母乳の栄養に反映されるので、甘さひかえめで栄養バランスのよい食事をとりましょう。

ミルクの場合は、だいたい3時間おきに授乳を。ミルクとは別に、湯冷ましで水分補給を行ってください。

お世話をする際には、赤ちゃんの目を見て、「ママですよ。おっぱい飲もうね」「パパですよ。ミルクだよ」「ママだよ。おむつ替えようね」などと優しく話しかけましょう。その繰り返しで、“この人が自分のママ（パパ）なんだ”という意識も育っていきます。

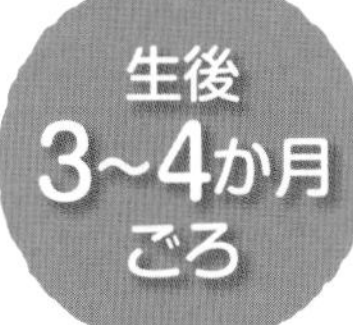

首が据わり、笑顔を見せるようになります。ママやパパのおひざに座らせたり、うつぶせで抱え上げたりして、リズミカルに左右に動かすあそびもOKに。

あお向けの体勢から、腕を優しく引き寄せ、上半身を起こすと、その動きに頭がついてくるようになります。手足もしっかりしてくるので、あそびの幅が広がります。

生後４か月に入ると、周りに関心が向くようになり、自分の視界に入るものや音に対して敏感に反応し、確認するようになります。ママ（パパ）が言葉をかけると、赤ちゃんが「あうー」「くー」と声を出して返事をすることもあります。赤ちゃんとの会話の始まりととらえて、ママ(パパ)も赤ちゃんに言葉を返してあげましょう。

育児のワンポイント

気候がいい日はお出かけして、赤ちゃんの好奇心の芽生えを後押ししましょう。ベビーカーも抱っこひもも、できれば対面は卒業。お外が眺められる向きにしてあげて、赤ちゃんがいろいろなものを見たり聞いたりできるようにしましょう。

公園で赤ちゃんを抱っこしてブランコに揺られたり、赤ちゃんを抱っこしたママとパパでシーソーに乗ってみたり、遊具を利用して赤ちゃんに心地よい揺れを経験させるのもおすすめです。

この時期、赤ちゃんは手で食べる訓練を自分で始めます。手が口元にとどまるようになり、親指だけをなめたり吸ったりするようになります。口元に食物を運ぶ練習をしているのですから、指しゃぶりは大いにさせてあげましょう。ときどき、指を押し込み過ぎて吐きそうになる赤ちゃんもいますが、どこまですればそうなるのか学習しているのですから、心配する必要はありません。

生後 5~7か月ごろ

生後６か月前後になると、個人差はありますが寝返りやお座りなどができるようになります。手で支えなくても安定してお座りできるようになったら、赤ちゃんと向かい合わせになって、リズム体操をしてみましょう。

また、体操する姿を鏡で見せながら行うと、大喜びする赤ちゃんもいます。鏡越しに赤ちゃんの表情を確認しながら行いましょう。

生後６か月に入れば、パパやママが立ち、“高い高い”で一瞬手を離したり、肩車したりといった大きな動きのリズム体操も行えるようになります。

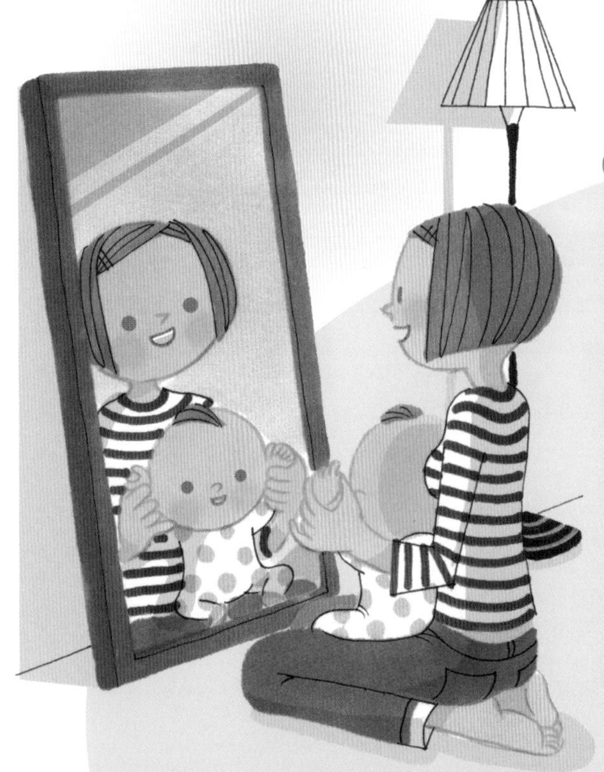

育児のワンポイント

生後５～６か月に入ったら、離乳食をはじめます。このころから、手に持ったものをやたら口に入れる時期に入ります。誤飲事故を防ぐために、赤ちゃんにとって危険なものは、片づけるか処分しましょう。

なめたりかんだりするおもちゃは安全で五感を刺激するものを。色や重さ、形、大きさ、素材の触感、音の有無などに注目して、さまざまな刺激が得られるおもちゃを選びましょう。

生後６か月に入ったら、言葉の理解を促すためにも、ここで一度、耳鼻科で耳あかを除去することをおすすめします。また、ベビースイミングを始めてもいい月齢に入ります。近くにスイミングスクールがない場合も、入浴時に赤ちゃんの様子を見ながら、パシャパシャとお湯をかけたり、弱い水流のシャワーを雨のように頭からかけたりして、顔に水がかかることに慣らしていくようにしましょう。

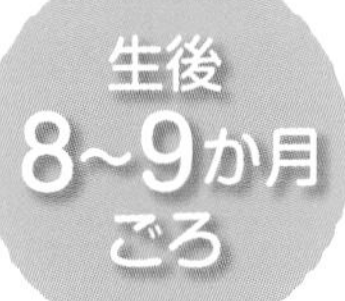

支えると立っていられるようになり、体は赤ちゃんでも脳は幼児に向かって発達していきます。脳を活性化する遊びをとても喜ぶようになり、赤ちゃんからも求めてきます。

この時期は、アクティブなリズム体操が必要です。脳を活性化するあそびや自分の筋肉を使ったあそびが少ないと、エネルギーがあり余り、奇声をあげたり、首や頭をやたらふったり、夜泣きしたりといった行動を示すこともあります。

体幹を鍛えたり、空中感覚やバランス感覚を刺激したりするあそび、例えば上下に大きく揺らすなど、アクティブな動きのバリエーションを増やしていきましょう。公園にも出かけ、赤ちゃんを抱っこしながらいっしょに滑り台を滑るなど、遊具を使って積極的にあそんでください。滑り台はママ（パパ）と向き合う形の抱っこで最初は滑るといいでしょう。

育児のワンポイント

食べる訓練をさらに進める月齢です。おもちゃだけでなく、干しいもなど（赤ちゃんの口より大きいサイズで固めのもの）の食材で、かむ練習を始めましょう。自分で食べたい、という気持ちが育ってきますから、離乳食にも手づかみできるメニューを加えます。ストローで飲む練習も始めるといいでしょう。

言葉を話す準備も赤ちゃんのなかで着々と進んでいます。童謡を歌ったり、読み聞かせしたりするとともに、日常でも主語、述語、名詞、動詞と言葉を区切り、ゆっくりと話しかけましょう。赤ちゃんはママやパパの口元の動きを見て、やがてそれをまねようとします。

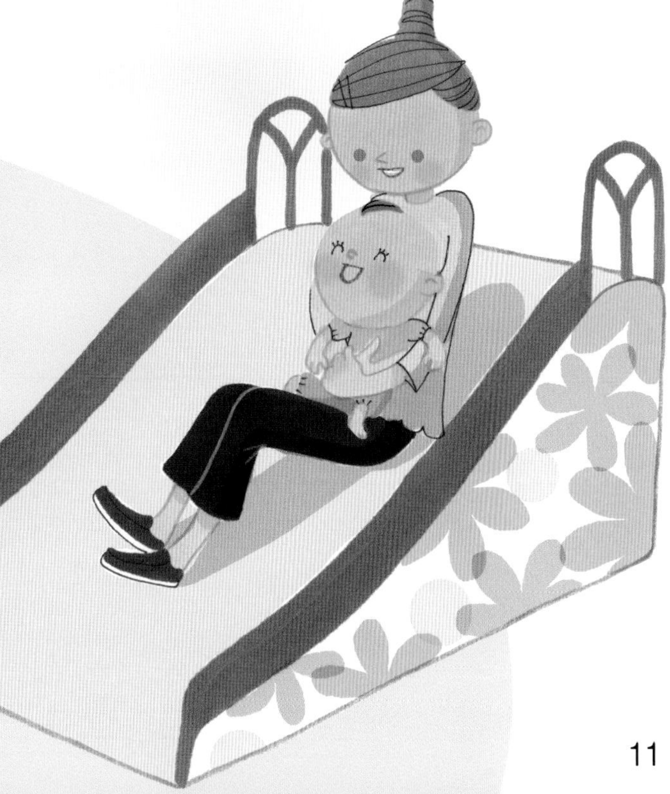

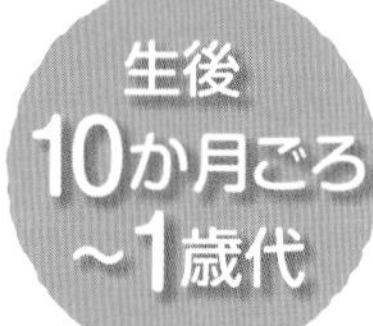

歩く準備に入る時期です。手足や体幹だけでなく、上半身、下半身を含めた全身の筋力をアップできるリズム体操を積極的に行っていきましょう。ただし、このころになると赤ちゃんの体重は7～10kgとかなり重くなります。赤ちゃんを高く持ち上げる体操では、力持ちのパパが適任でしょう。

ものにつかまって立ち上がれるようになったら、食卓いすを押して移動する、歩行促進あそびに取り組んでみるといいでしょう。ママ（パパ）は背もたれを持ち、赤ちゃんを座面につかまらせます。赤ちゃんの足運びに合わせて、ゆっくり食卓いすを動かしていきましょう。

大人のすることを興味津々で見るようになります。赤ちゃんに理解してほしいことや、してもらいたいことは、笑顔でゆっくりとお手本を示しましょう。ほめられたら“うれしい”と感じる心も育っていますから、たくさんほめてあげることも大切です。

反対に覚えてほしくないことは、気づかれないように素早く行います。赤ちゃんの事故防止対策でつけたカギの開閉やスイッチの操作など、ママやパパが集中して行っている行動を赤ちゃんは「そうか、ああするんだ！」とじっと見ています。赤ちゃんによっては、すぐにやり方を学習しますから、十分に注意しましょう。

リズム体操を行う前に

本書で紹介するリズム体操は、親子で楽しく触れ合いながら、赤ちゃんの運動機能や言葉の発達を促すことを目的に考案したものです。

そのなかには、赤ちゃんを覚醒させエネルギーを消耗するアクティブなリズム体操もあれば、赤ちゃんをリラックスさせ眠りに誘うリズム体操もあります。

アクティブでアップテンポなリズム体操は、赤ちゃんがご機嫌な時間に行いましょう。一方、優しく揺らしたり、マッサージしたりする体操は、寝かしつけの時間帯などに行うのもいいでしょう。

どのリズム体操も必ず赤ちゃんの表情を観察して行いましょう。赤ちゃんが笑顔になったなら、そのあそびが大好きということ。赤ちゃんの表情をうかがいながら、大きく揺らしたり、高く持ち上げたりなど動きを少しずつ大きくしていきます。

赤ちゃんが大好きなリズム体操が見つかれば、それで繰り返しあそびます。ほかのリズム体操を試してもいいのですが、無理してまでいろいろチャレンジする必要はありません。赤ちゃんが喜んで笑顔になるリズム体操をたくさん行いましょう。

鏡の前であそびを行うのもおすすめです。親子共々笑顔を感じ合えて、楽しさが倍増します。

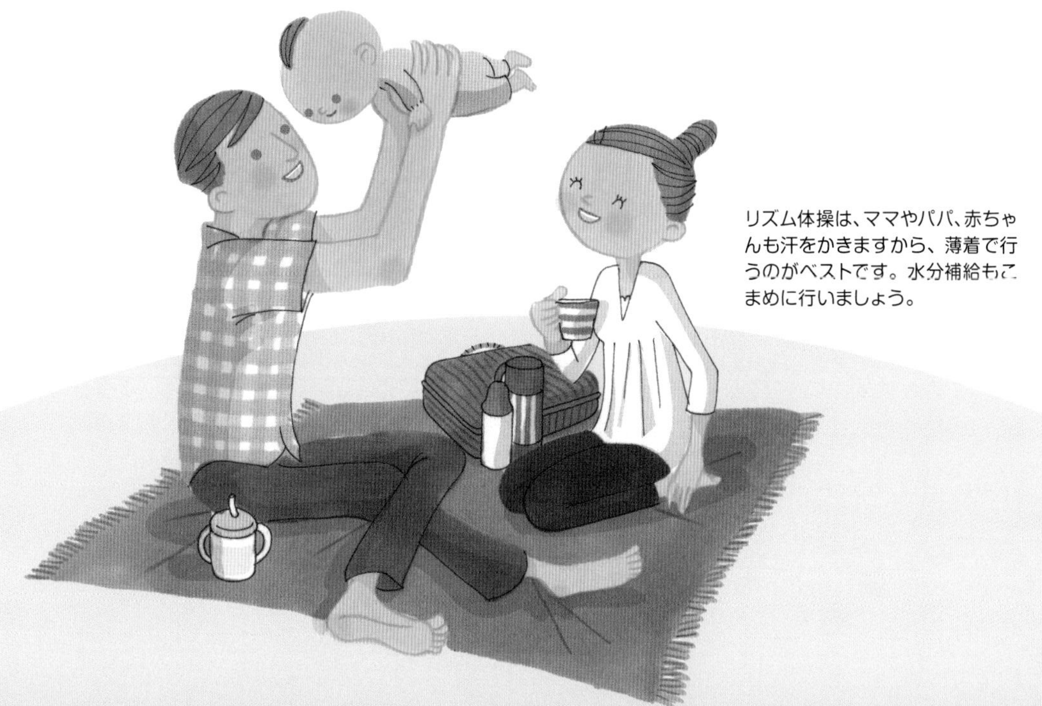

リズム体操は、ママやパパ、赤ちゃんも汗をかきますから、薄着で行うのがベストです。水分補給もこまめに行いましょう。

リズム体操を嫌がるときは…

リズム体操をすると、赤ちゃんが泣いたりぐずったりすることもあります。その場合、無理にリズム体操を行うのは禁物。ぐずるのには赤ちゃんなりの理由があります。

まず身体的な理由で、赤ちゃんがリズム体操を嫌がるときがあります。例えば、おなかがすいているときや眠いときは、アクティブなあそびを嫌がりますから、その時間帯は行うのを避けましょう。

リズム体操は赤ちゃんにとっては運動ですから、のどがかわいたり、暑くなったりしてぐずるときもあります。赤ちゃんの様子を見て、水分の補給や衣類の調節を行いましょう。

その体操が不得意で「嫌だ」と感じた場合も赤ちゃんはぐずります。顔が引きつったりこわばったりした場合は「嫌だ」を通りこして、本当に怖がっていることも……。

その場合、リズム体操は即中止して、赤ちゃんをそっと抱きしめてあげてください。そして次にチャレンジするときは、テンポを遅めに、揺れや高さなどは小さめにします。赤ちゃんが笑顔になる程度まで、動きを抑えましょう。

リズム体操は直接ママやパパが触れて行うもの。敏感な赤ちゃんはママやパパの緊張感や不安を感じとり、泣く場合もあります。

いずれにしても、赤ちゃんの発達や成長、ママやパパの気持ちの変化で、昨日泣いてしなかったリズム体操を今日は笑顔で喜ぶといったことがあります。あきらめずに、タイミングや赤ちゃんの様子をうかがいながら、チャレンジしていきましょう。

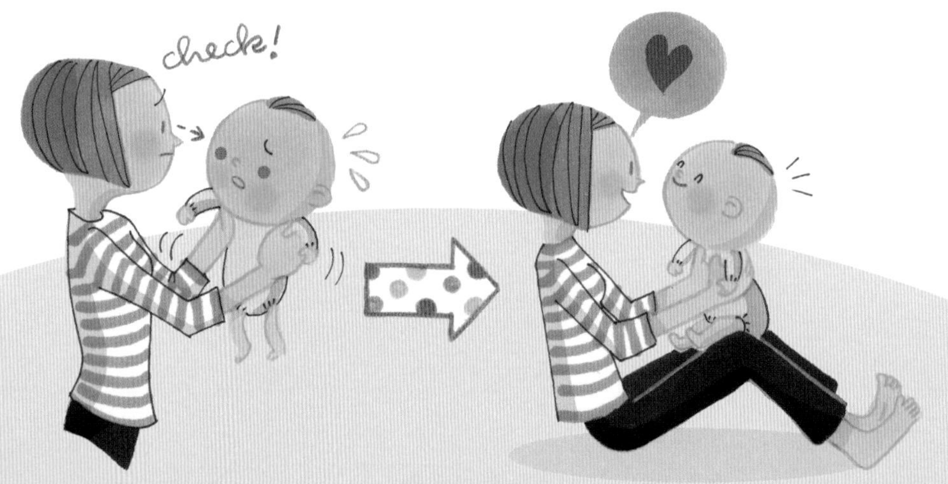

赤ちゃんを揺らすときの注意点

赤ちゃんは三半規管を刺激する微妙な振動が大好きです。前後左右に揺れることで、脳が活性化していくからです。

しかし度が過ぎた揺らしは、赤ちゃんの脳や体を危険にさらします。これを揺さぶられ症候群といいます。

背中をポンと軽くつつかれた衝撃と、おもいっきり強くつつかれた衝撃では、体への負担が異なるように、揺らすことも度を越えると害にしかなりません。

赤ちゃんを揺らすときは、頭や首と胴体が一体となって動いているかに注意を払いましょう。リズムに合わせて上下左右に揺する動きは、首が据わった赤ちゃんであれば、基本的には問題ありません。生後２か月前後までは両手で赤ちゃんの頭から首を包むように支えましょう。ただし、赤ちゃんの顔がこわばったり引きつったりしていれば、リズム体操は中止します。

赤ちゃんを前後に揺するときは、頭と首だけがガクガク揺さぶられていないか、注意が必要です。胴体に頭と首がついてきて一体となって動いていれば大丈夫です。

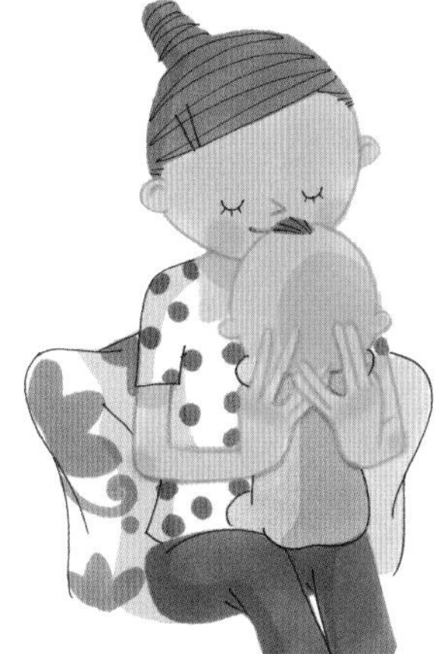

生後２か月前後までの頭の支え方（首が据わるまで）

人差し指と中指で頭の揺れを保護します。

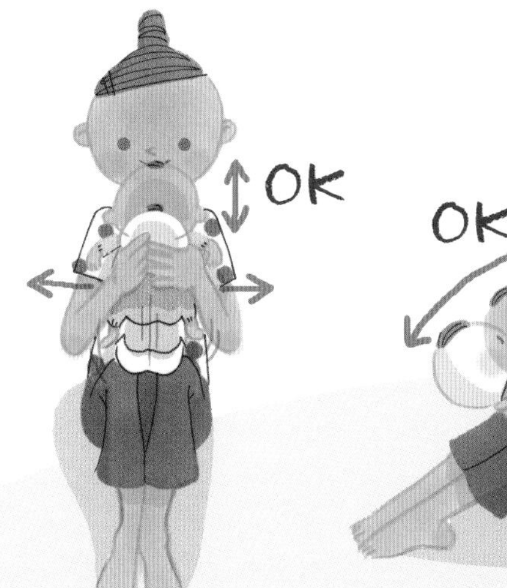

リズムに合わせて上下左右に揺れる動きなら、大丈夫。

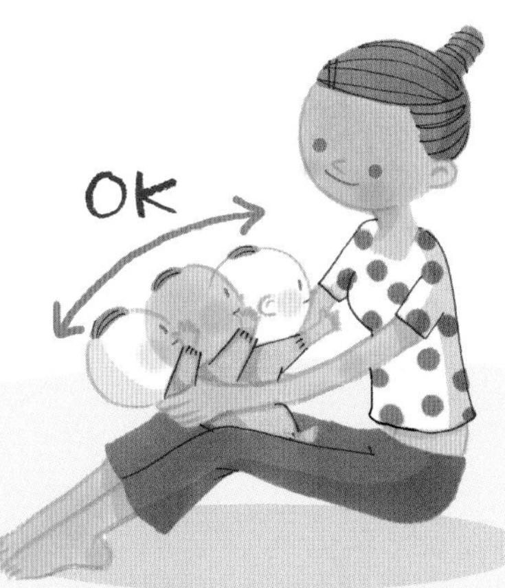

胴体に頭と首がついてきている状態で、体ごと後ろに倒すのは問題ありません。

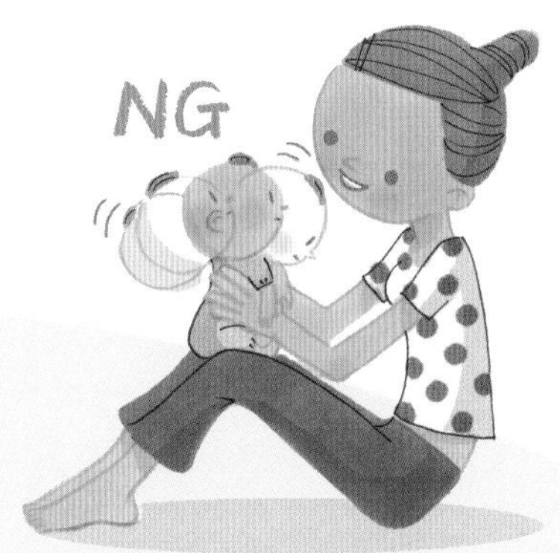

赤ちゃんの頭と首だけを前後に揺らしてはいけません。

この本の特徴と使い方

本書では赤ちゃんの発達を促すリズム体操を月齢ごとに紹介しています（part 3 ～ part 5）。また、特別編として、part 2で妊婦体操、part 6で赤ちゃんを健康にし、発達を促すマッサージ、part 7で悩みを解消するおすすめ体操を紹介しました。

各章の合間には、コラムとして子育てアドバイスを掲載しています。part 7の最後には、ママやパパからよく受ける質問をQ&Aとしてまとめてあります。

リズム体操を説明するページは、下に紹介する項目が盛り込まれています。行うリズム体操を選ぶ際のヒントとしてください。

体操の対象となる月齢などを示しています。赤ちゃんによって発達は異なりますので、その子の発達状況に合わせて取り入れてください。

ウェブページの曲順が示されています。

楽譜や歌詞を掲載しています。

そのリズム体操に期待できる効果です。

体操の前にとる姿勢を説明しています。

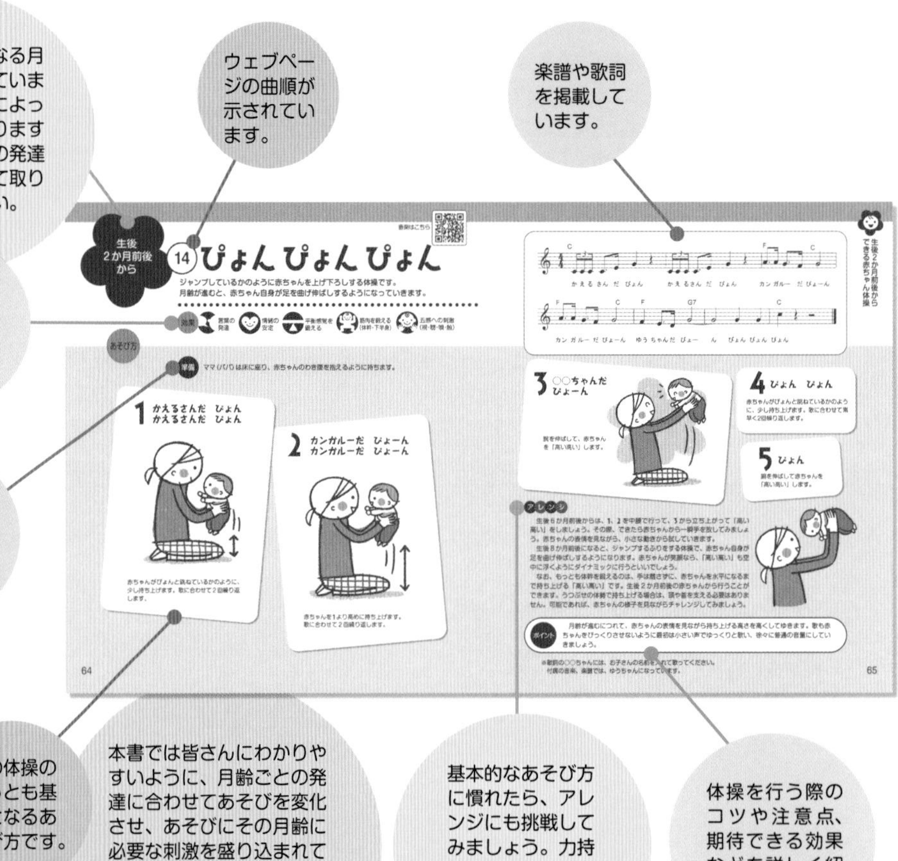

その体操のもっとも基本となるあそび方です。

本書では皆さんにわかりやすいように、月齢ごとの発達に合わせてあそびを変化させ、あそびにその月齢に必要な刺激を盛り込まれていますが、発達には個人差があります。赤ちゃんの発達に合わせて楽しんで行いましょう

基本的なあそび方に慣れたら、アレンジにも挑戦してみましょう。力持ちのパパにおすすめのあそび方もここで紹介します。

体操を行う際のコツや注意点、期待できる効果などを詳しく紹介しています。

part 2

安産のための妊婦体操

part 2では、出産に必要な筋肉を鍛える妊婦体操や、
陣痛をやわらげるマッサージを紹介します。
ママとパパの歌声を聞かせてあげることが、赤ちゃんの胎教にもなります。

音楽はこちら

妊娠中に ① 輝きに満ちているように

掃除や洗濯をしながら行える安産のための体操を紹介します。
お家の中をきれいにしながら体操もして、赤ちゃんを迎える準備を進めましょう。

やり方

ここでは歌詞の内容に合わせ、シーン別に体操を紹介します。しかし、実際に取り組む際は、可能であれば鼻歌のようにこの曲を歌い、楽しみながら家事&体操に取り組むといいでしょう。体操によっては、歌いながら行うことが無理なものもあるので、その場合はもちろん歌わなくて構いません。

Scene 1 床の拭き掃除

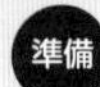

効果 肩こりの予防と改善／腰痛の予防と改善／母乳の出をよくする

準備 両手両ひざを床につきます。両腕を肩幅に開き、指先を前に向けます。わき、ひざの角度を直角に保ちます。

♪げんかんもピカピカ
ゆかもピカピカ

1
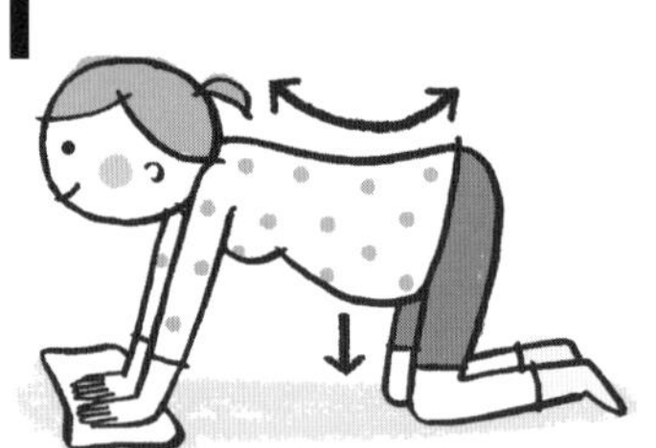
背中をそらせ、おなかを下に押し出します。

2
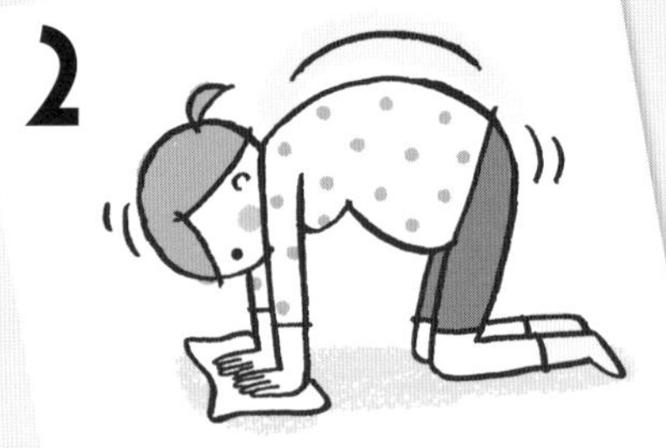
おへそを見るようにして背中を丸めます。

3
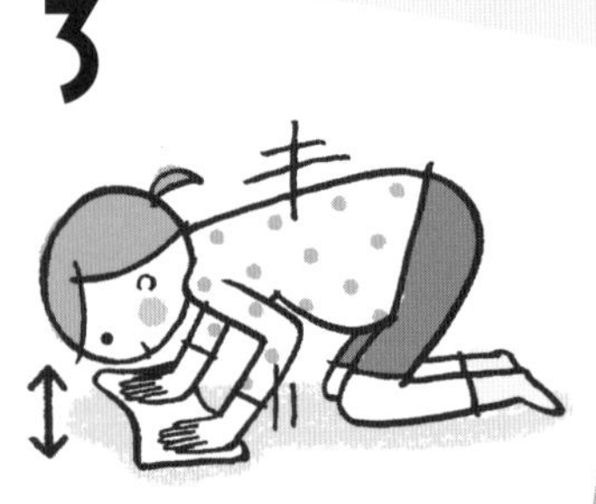
ひじをゆっくりと曲げ伸ばしします。

4
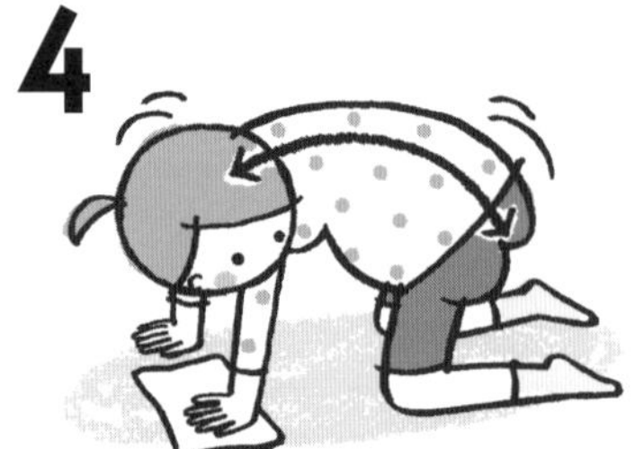
肩越しにお尻を見て、お尻は顔の方向にひねります。左右両方行います。

ポイント

玄関・床などの拭き掃除をしながら行える体操です。両手両ひざをついて行う拭き掃除は、出産時に使う筋肉を自然に鍛えてくれます。またよつんばいになった際の微妙なおっぱいの揺れが、母乳の分泌を促してくれます。

Scene 2 窓の拭き掃除

効果 上半身・腕の筋肉を鍛える／腰痛の予防と改善／足の筋肉を鍛える／足の疲れ・むくみの予防と改善／こむらがえり・足のつりの予防／股関節・産道をやわらかくする

準備 足を肩幅に開いて立ちます。

♪まどもピカピカ

1

わき腹から腕をしっかりと伸ばし、力を入れて窓を拭きます。片手ずつ左右両方の手で行いましょう。

2

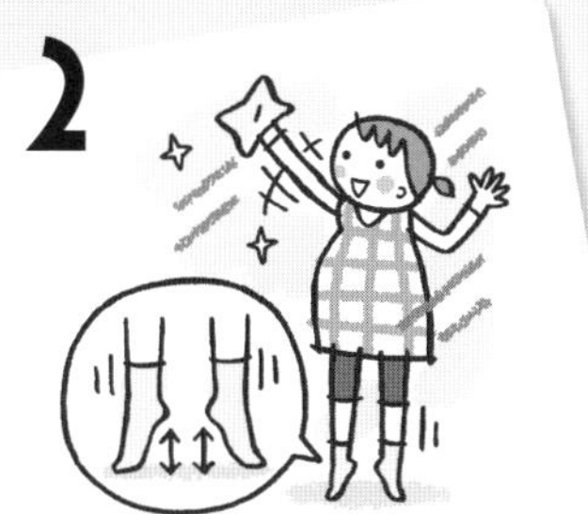

両足のかかとを上げ下げして、窓を拭きます。

3

両ひざを広げてしゃがみ、窓を拭きます。

ポイント

窓や壁などを拭きながら行える体操です。腕を曲げ伸ばししたり、スクワットしたりと、使っている筋肉を意識しながら掃除してみましょう。

出産は腹筋や背筋、腕や股関節の筋肉など全身の力を必要とします。窓や壁の拭き掃除なら、これらの出産に必要な筋肉を効率よく鍛えることができます。掃除後には血行がよくなり、体が軽く感じられることでしょう。

1. げん かん も ピ カ ピ カ　ゆ か も ピ カ ピ カ
2. か ぜ も そ よ そ よ　カー テン も そ よ そ よ
ま ど も ピ カ ピ カ　トイ レ も ピ カ ピ カ
せんたく も そ よ そ よ　シー ツ も そ よ そ よ
トイ レ そう じ を す る と ー　び じん の あ か ちゃ ん が
かぜ が おう ち の な か を ー　か け ぬ け ー ー て
うま れる とー ー　い うけ れー ど　ー　ー
し あわ せは こん で　く るよ うー に　ー　ー
お うち を き れい に し てー　あ なた を む かえ た い
お うち を き れい に し てー　あ なた を む かえ た い
あ なた の め に う つ る　あ なた の お うち が か がや きー に
あ なた の め に う つ る　あ なた の お うち が か がや きー に
ー　みち てい るよ う に ー
ー　みち てい るよ う に ー

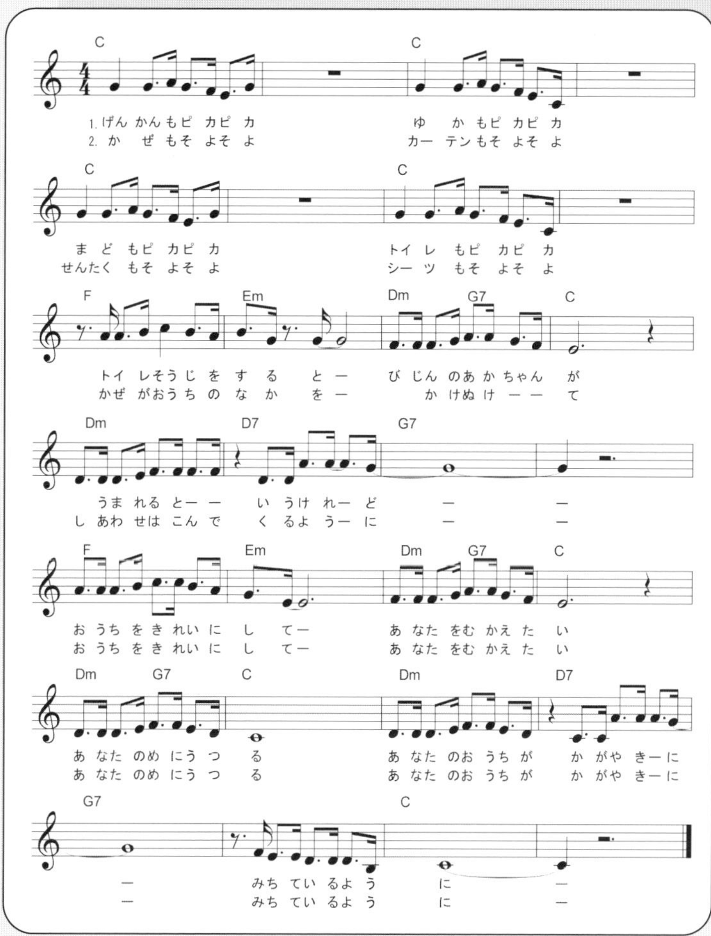

Scene3
トイレの掃除

効果 股関節・産道をやわらかくする

準備 両ひざを開いてトイレの前にしゃがみます。

♪トイレもピカピカ
トイレそうじをすると
びじんのあかちゃんが
うまれるというけれど

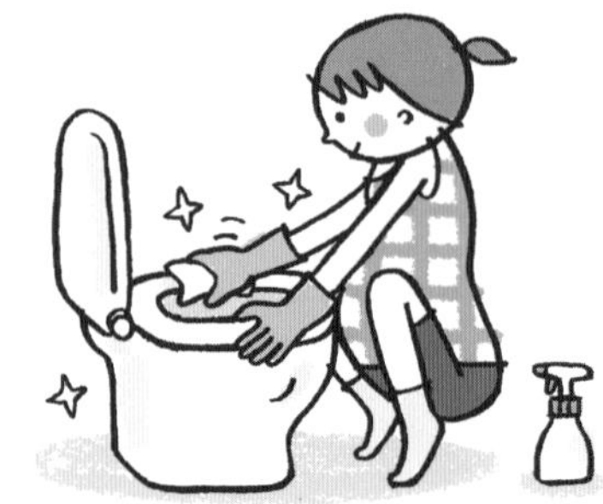

両ひざを広げた姿勢をキープして、トイレを磨きます。

ポイント

トイレ掃除は股関節の柔軟性を高め、無理なく骨盤を開いた姿勢を保つ絶好のチャンスです。ひざを開いた姿勢を取り続けるのがつらい場合は、休憩を取りながら行いましょう。徐々に時間を延ばしていくといいでしょう。

Scene4
掃除後の休憩

効果 心身のリラックス／新陳代謝・脂肪燃焼の促進

準備 リラックスできる姿勢をとります。
立っても座っても、どちらでも構いません。

♪おうちをきれいにして
あなたをむかえたい
あなたのめにうつる
あなたのおうちが
かがやきに
みちているように

1

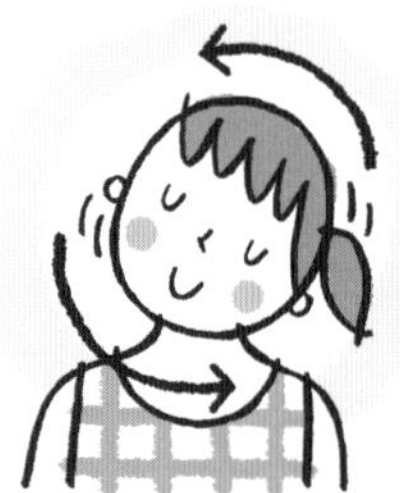

ゆっくり首を回します。
左右両方行います。

2

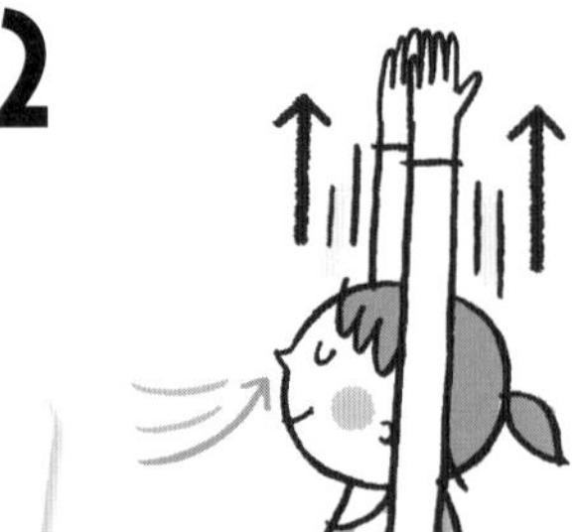

鼻から素早く深く息を吸いながら、
両手を上に伸ばし、伸びをします。

3

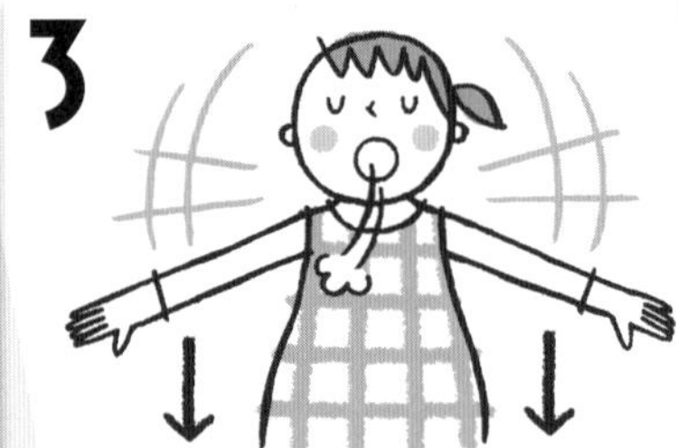

口からゆっくりと息を吐きながら、
両手を横に広げて、下におろします。

ポイント

体の緊張をほぐしてリラックスさせる体操です。呼吸は鼻から素早く大きく吸い、できるだけゆっくりと口から吐くようにすると、新陳代謝や脂肪の燃焼を促します。

Scene 5
洗濯かごを運ぶときに

効果 二の腕のストレッチ／肩こりの予防と改善

準備 手を背中側に回し、洗濯ものを入れた洗濯かごを持ちます。

♪かぜもそよそよ
カーテンもそよそよ

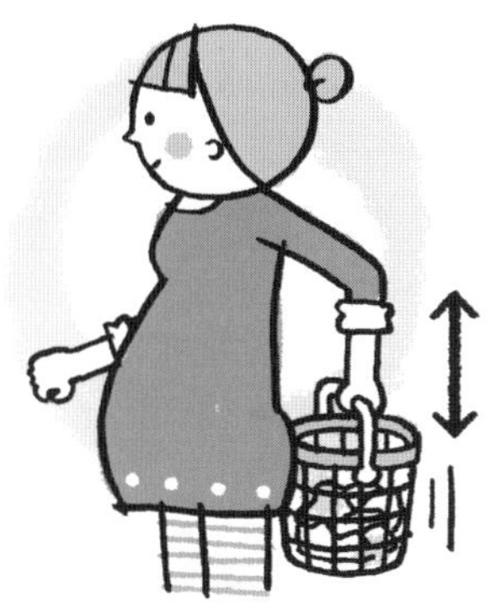

洗濯かごを腰の上あたりまで持ち上げ、しばらくその姿勢を保ちます。左右両方行います。

後ろ手で洗濯かごを持ち上げることで、二の腕のストレッチを行うことができます。ただし、洗濯ものの入れ過ぎは禁物。楽に持ち上げられる程度の重さにとどめておきましょう。買い物した品物を入れたスーパーの袋を同じように持ち上げるのも効果的です。

Scene 6
洗濯ものを干すときに

効果 全身のストレッチ／足の筋肉を鍛える／足の疲れ・むくみの予防と改善／こむらがえり・足のつりの予防

準備 足を肩幅に開いて立ちます。

♪せんたくもそよそよ
シーツもそよそよ

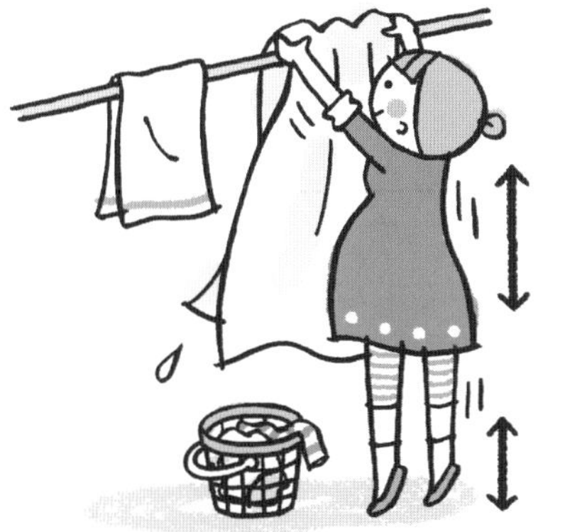

かかとを上げ、背伸びして、洗濯ものを干します。

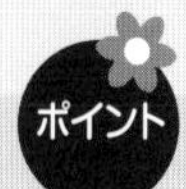

洗濯ものを干すたびにかかとを上げて、背伸びすることで、背中や太もも、ふくらはぎのストレッチを行うことができます。干し終わったら、かかとをおろし、体をリラックスさせるといいでしょう。

Scene 7
体操後のマッサージ

効果 血行促進／新陳代謝を促す／むくみの予防と改善

準備 ボディクリームなどで、手のすべりをよくしておきます。

♪かぜがおうちのなかを
かけぬけて
しあわせはこんでくるように
おうちをきれいにして
あなたをむかえたい
あなたのめにうつる
あなたのおうちが
かがやきにみちているように

1

首の横に両手を当て、鎖骨の方向へとなでおろします。

2

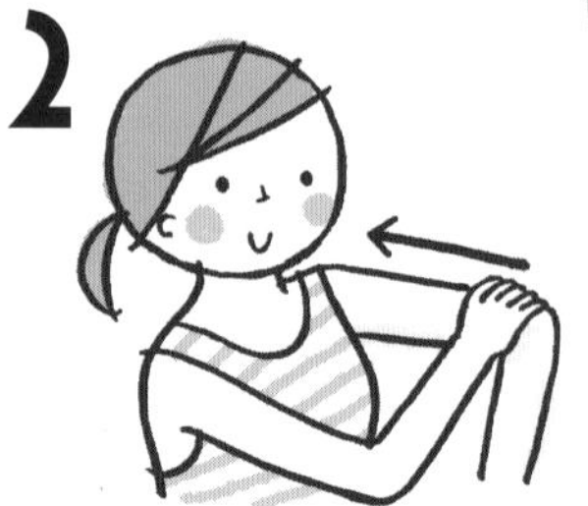

ひじの外側に手を当て、肩までなでます。左右両方行います。

3

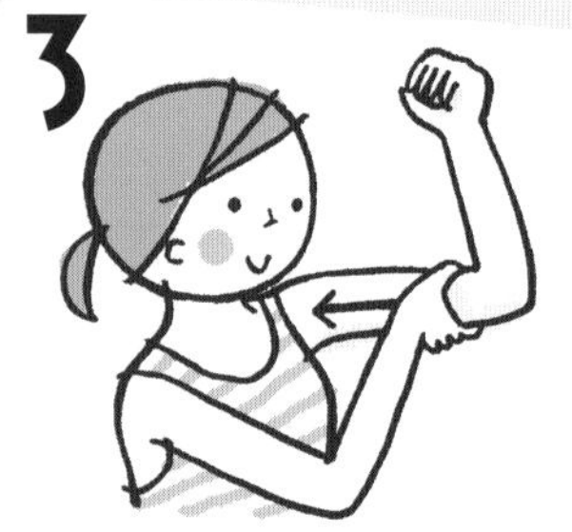

ひじの内側に手を当て、わきまでなでます。左右両方行います。

4

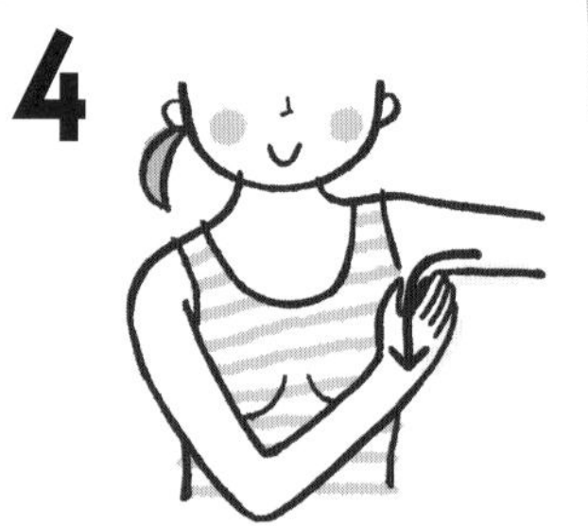

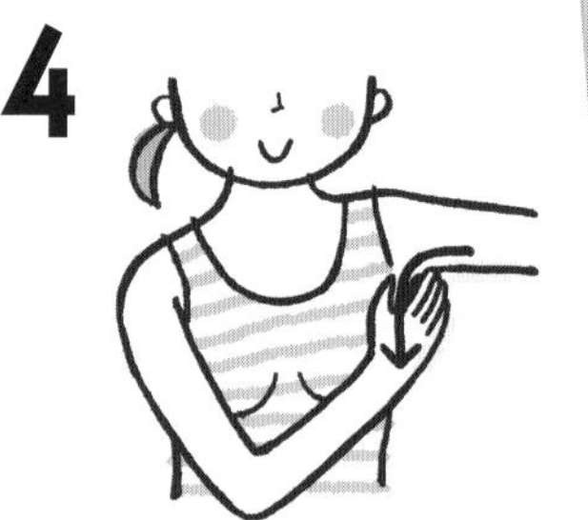

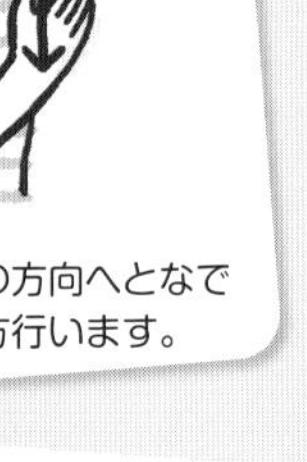

わきに手を置き、胸の方向へとなでおろします。左右両方行います。

5

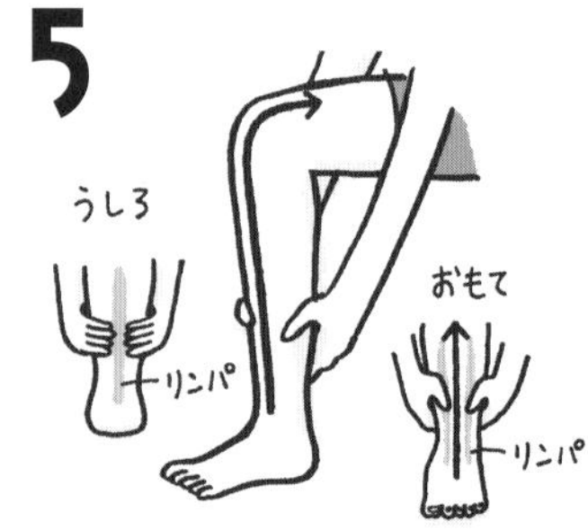

足首を両手でつかみ、太ももの方向へとなであげます。足にはツボがたくさんありますから、そのツボも刺激するつもりで、強めになであげましょう。左右両方行います。

6

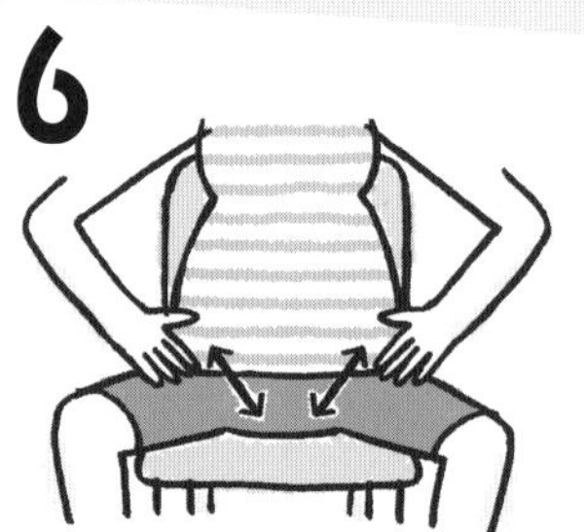

そけい部をマッサージします。足の付け根に両手を当てて、人差し指と中指に力を加えて上下に動かします。

ポイント

体操をしたあとには、このリンパマッサージでリンパの流れや血行を促し、運動の疲れをいやしましょう。体操前にもマッサージをしておくと、代謝促進、むくみ予防、体重の増加抑制など、運動によって得られる効果がより高まります。特にウォーキングは、運動の前後にマッサージを組み込むのが理想的です。マッサージをせずに歩くと、おなかの赤ちゃんの重みで足に負担がかかり、むくみなどにつながることがあります。

体操を行う際の注意点

36週までは早産予防のため、おなかが張ったら中止して休憩を取ります。赤ちゃんがいつ生まれてもいい 37週以降は積極的に行いましょう。水分補給も忘れずに。

妊娠中に ② とんとんとん

音楽はこちら

優しいメロディにのせて、ママとパパの声を赤ちゃんに届けましょう。胎動があれば、それは赤ちゃんからのお返事かもしれません。

効果 夫婦・親子のきずなを深める／胎内の赤ちゃんの発育促進

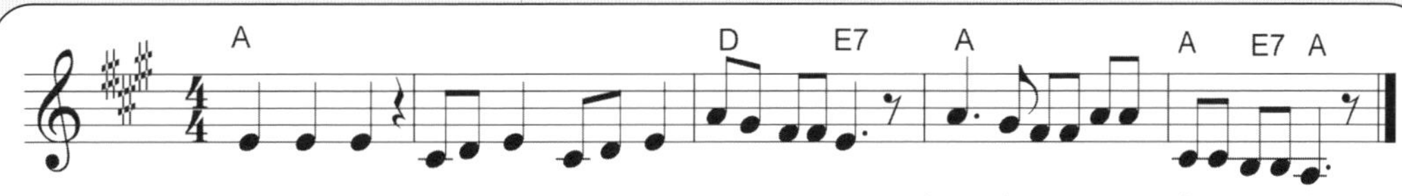

やり方

この曲では歌いながら、おなかをマッサージします。１番はママが、２番はパパが歌うといいでしょう。

準備 ママとパパは並んで座り、ママのおなかに手を当てます。

1 **とんとんとん**
おはよう　おはよう
ママですよ
きょうもおそらはあおいです

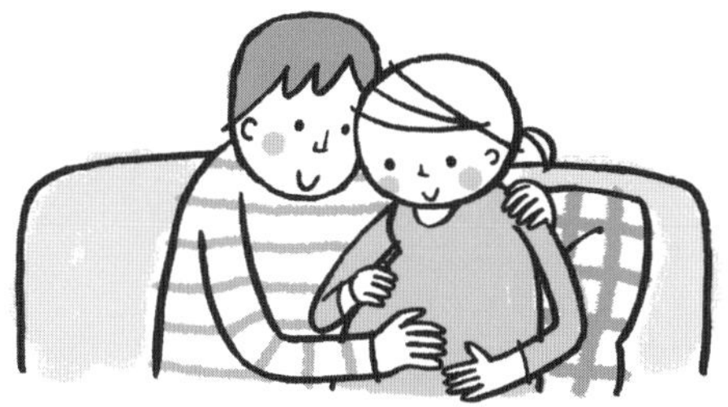

リズムに合わせて、おなかを優しくタッチします。おなかをドアに見立てて、とんとんとんとノックするイメージで行いましょう。２番はパパが歌いながら、同じようにおなかをマッサージするといいでしょう。

アレンジ

産後もこの歌で赤ちゃんとあそびましょう。産後すぐから行うことができ、赤ちゃんの視覚・聴覚・嗅覚・触覚を刺激し、発達を促します。赤ちゃんのほおやおでこをドアに見立てて、人差し指で優しくとんとんとノックするようにタッチします。顔を近づけて小さな声で語りかけるように歌いましょう。

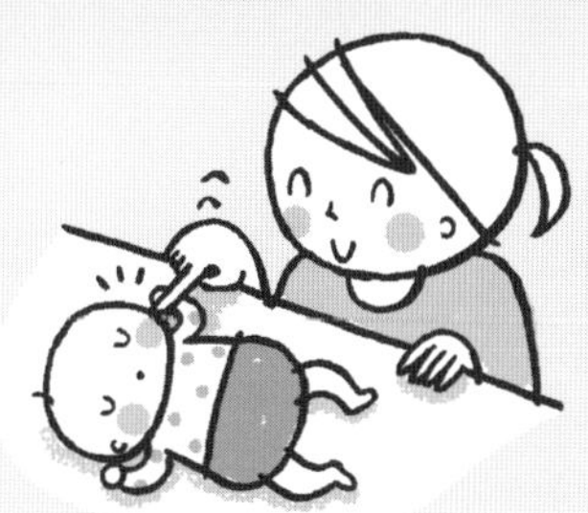

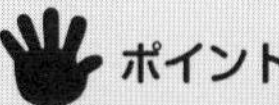

ポイント

この歌で語りかけ、胎内の赤ちゃんにママとパパの声を覚えてもらいましょう。赤ちゃんが胎動で応えてくれるかもしれません。ママは重さや胎動で赤ちゃんの存在を実感できますが、パパにはそれができません。ですから、パパの手をおなかに当てて、胎動を感じさせてあげてください。

音楽はこちら

妊娠中に ③ あなたの心まで届きますように

お産に向けて、呼吸法と陣痛緩和のマッサージを練習する曲です。
ここではパパに行ってもらう方法をご紹介。腰痛を緩和する効果もあります。

効果 陣痛をやわらげる／腰痛の予防と改善

やり方

音楽を聴きながら、歌詞に合わせて呼吸法とマッサージの練習を行います。ここではパパにサポートしてもらう方法を紹介していますが、ママ1人で同じマッサージを行うこともできます。陣痛はいつ訪れるかわかりません。パパと2人で、ママ1人で、といろいろなシチュエーションを想定して練習しておきましょう。曲を覚えたら、歌いながらマッサージのみを行うのもおすすめ。このマッサージには腰痛をやわらげる効果があります。

準備

ママはあぐらを組んで座り、パパは後ろからママを包み込むように密着して座ります。ママとパパの両手を重ねて、ママのおなかの下側に置きます。

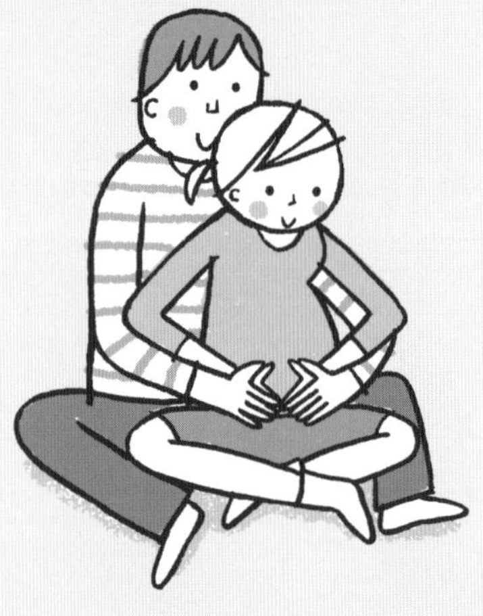

1 ママのてが

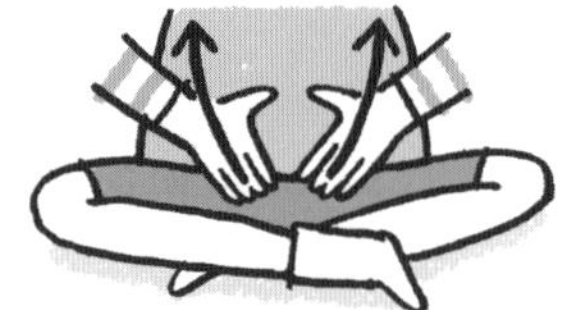

ママは鼻から息をゆっくりと吸います。ママの呼吸に合わせ、おなかを下から上の方向にマッサージします。

2 わかるでしょ

ママは口からゆっくりと息を吐きます。ママの呼吸に合わせ、おなかを上から下の方向にマッサージします。

3 パパのてがわかるでしょ あなたへのあいと このてのぬくもりが あなたのこころまで とどきますように

1と2を繰り返します。呼吸は、3秒吸って3秒吐く程度のテンポを目安にしてください。

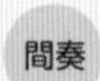

間奏 パパはママの横に移動し、ママに寄り添うように座ります。ママの腰の真ん中あたりにパパの手を置きます。このとき、指先ではなく手の腹を当てるようにしましょう。

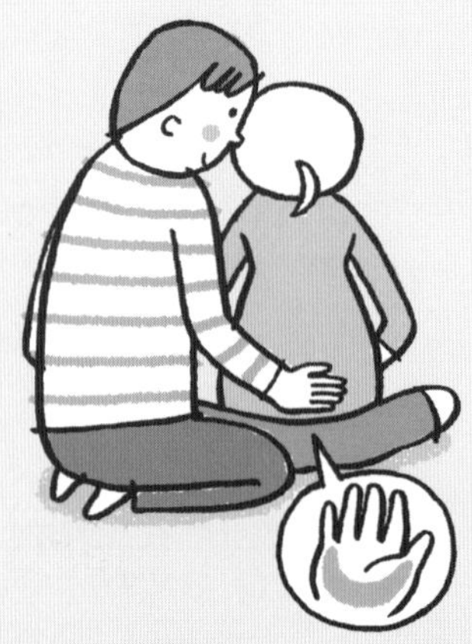

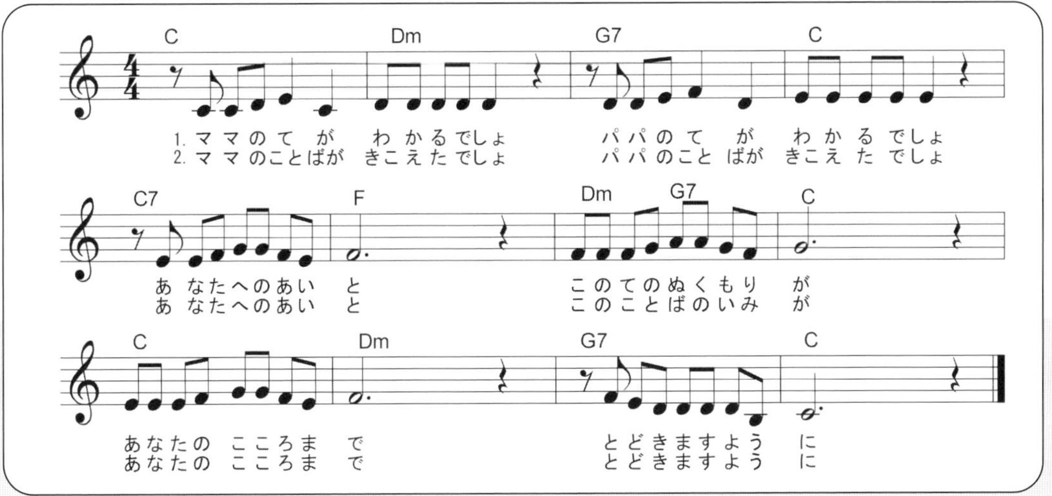

4 ママのことばが

ママは鼻から息をゆっくりと吸います。パパはママの呼吸に合わせて、上から下（腰から尾骨）の方向にマッサージします。

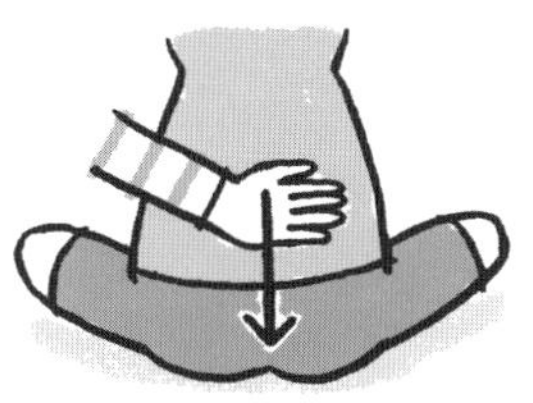

5 きこえたでしょ

ママは口から息をゆっくりと吐きます。パパはママの呼吸に合わせて、4より強めの力で押すように、上から下の方向にマッサージします。

6 パパのことばが〜〜とどきますように

4と5を繰り返します。呼吸は、3秒吸って3秒吐く程度のテンポを目安にします。吐くときに強めの力でマッサージしましょう。

アレンジ

2番のマッサージはママが寝た体勢でも行うことができます。パパはママの背中に寄り添うように座り、腰をマッサージしてあげましょう。その際、パパが腰痛を起こさないように、マッサージしていないもう一方の手は床に置いて体を支えるといいでしょう。

ママ1人で行う場合はにぎりこぶしを作り、痛い部位を圧迫するようにマッサージします。パパにやってもらうときと同様に、息を吐くときに強く押すのがコツです。

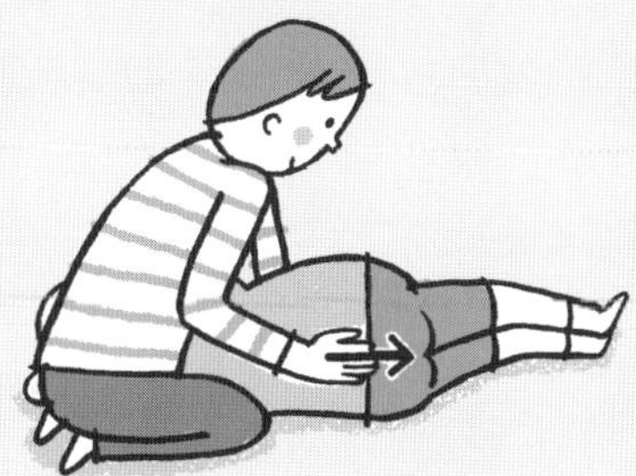

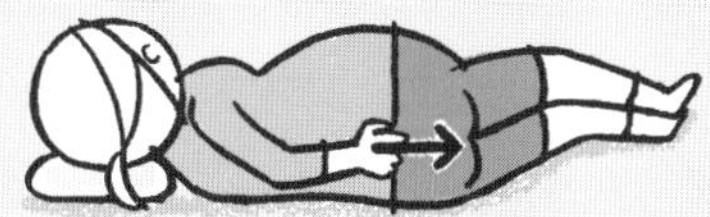

ポイント

1番ではおなかの、2番では腰のマッサージを行います。どちらもママが気持ちいいと感じる部位をマッサージすると最も効果的。行う前に、どの部位が気持ちいいか、また2番ではマッサージする強さも確認しましょう。おなかのマッサージでは、息を吸うときは下から上、息を吐くときは上から下の方向にマッサージすることがポイントです。

お産本番では、痛みでママの呼吸が乱れることも。その際にはパパが「ゆっくり吸って、吐いて」と呼吸のテンポをリードしてマッサージしてあげましょう。

子育てアドバイス ❶

パパっ子にするには生後3か月までが勝負！

生まれてすぐから生後３か月までのスキンシップは、とても大切。覚えの早い赤ちゃんや警戒心が強い赤ちゃんは、生後４か月くらいから、見知らぬ人に抱っこされると泣くようになります。たとえパパであっても、それは同じ。「ふにゃふにゃの赤ちゃんを抱っこするのは怖い」と抱くことを避けていたら、「パパ見知り」の赤ちゃんになってしまうのです。

ですから、パパは生後すぐから積極的に赤ちゃんを抱っこし、目を見て語りかけましょう。パパの匂いや声で赤ちゃんを包み込んでください。赤ちゃんはあやしてもらっている感触を繰り返し味わうことで、この人が私を守ってくれる人だと学習します。

本書のリズム体操は１～２分で楽しめる生後すぐからできるふれあい遊びです。続けることで、赤ちゃんの成長が実感でき、パパにとってもいやしの時間となることでしょう。

長期の出張などでパパが留守にする場合は、ビデオレターを作成しましょう。その際、愛情たっぷりの言葉で赤ちゃんに呼びかけるパパの顔を、できるだけアップで撮ることが重要。パパの留守中は、その動画やビデオを赤ちゃんに見せてあげて、パパ見知りを防止しましょう。

part 3

生後すぐからできる赤ちゃん体操

生まれたての小さな赤ちゃんを見たらかわいくて思わず触れたくなるはず。
part 3では生後すぐから行える赤ちゃん体操をご紹介。
産院にいるうちからやってみてくださいね。

※この章のイラストは、著者の川島智世先生が愛情を込めて描きおろしました。

生後すぐから

④ コロン コロン

音楽はこちら

赤ちゃんをママ（パパ）の胸にのせて、コロコロと揺らします。
温かさと心地よい揺れで、眠りに誘われる赤ちゃんもいることでしょう。

効果 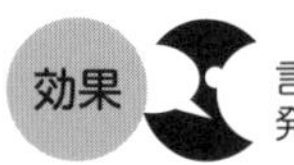 言葉の発達  情緒の安定 平衡感覚を鍛える 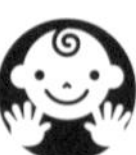 五感への刺激（視・聴・嗅・触） 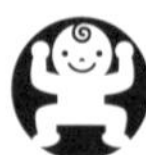 筋肉を鍛える（体幹）

あそび方

赤ちゃんをうつぶせにして、ママ（パパ）の胸の上に寝かせます。赤ちゃんの顔は横向きにします。落ちないように赤ちゃんを軽く抱きしめましょう。

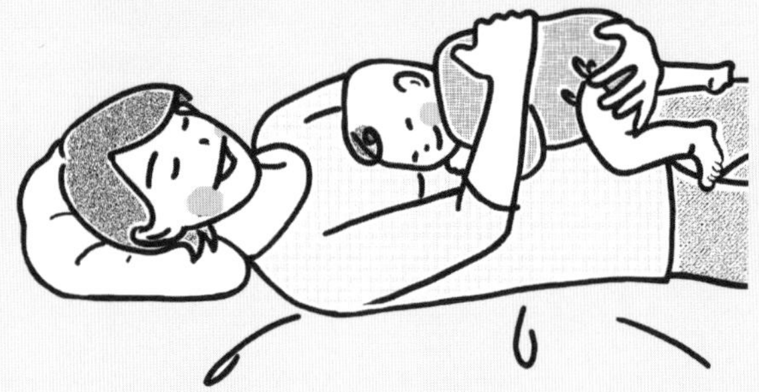

1

コロン　コロン
コロン　コロン
こいしが　コロコロ
コロン　コロン
コロン　コロン
おまめが　コロコロ

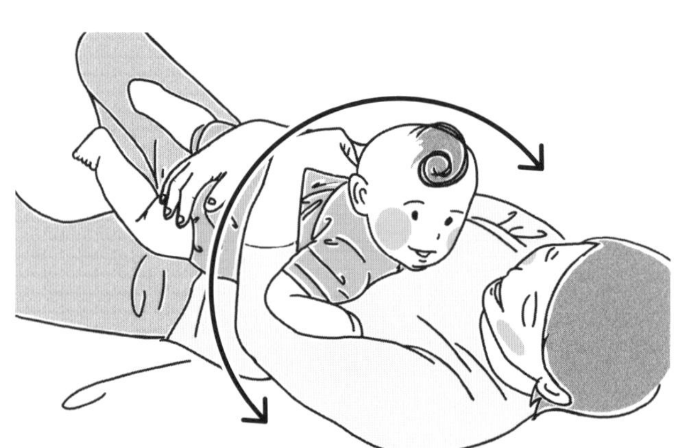

左右に優しく体を揺らします。２番と３番も同じように体を揺らしましょう。

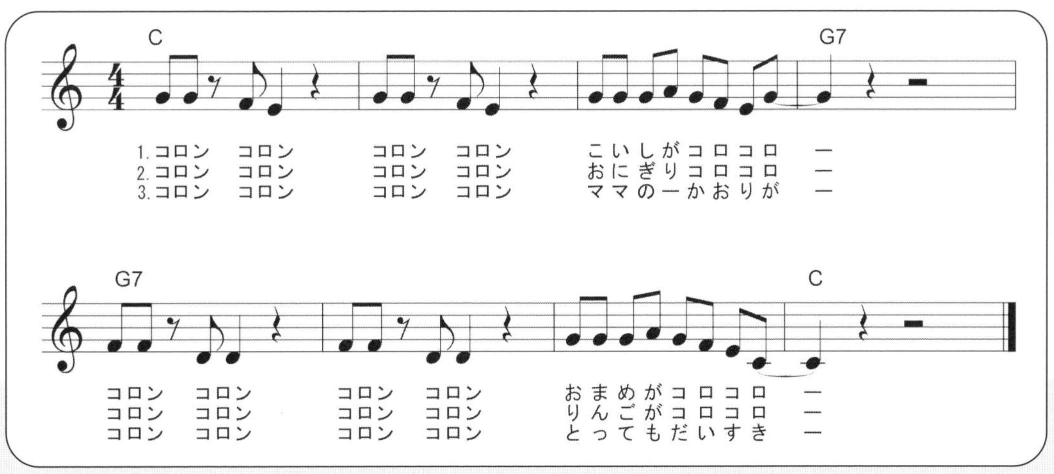

アレンジ

赤ちゃんをあお向けに寝かせた状態でもあそぶことができます。腰からおしり周辺に手を差し入れ、少しだけ腰を浮かせ、歌に合わせて腰周囲だけを小さく優しく揺らしましょう。手を差し入れる際に、太ももの付け根には力を加えないように注意してください。太ももに力が加わると、赤ちゃんの股関節に負担がかかります。

生後４か月前後からは赤ちゃんの様子を見ながら、揺れを大きく速くしてみるといいでしょう。

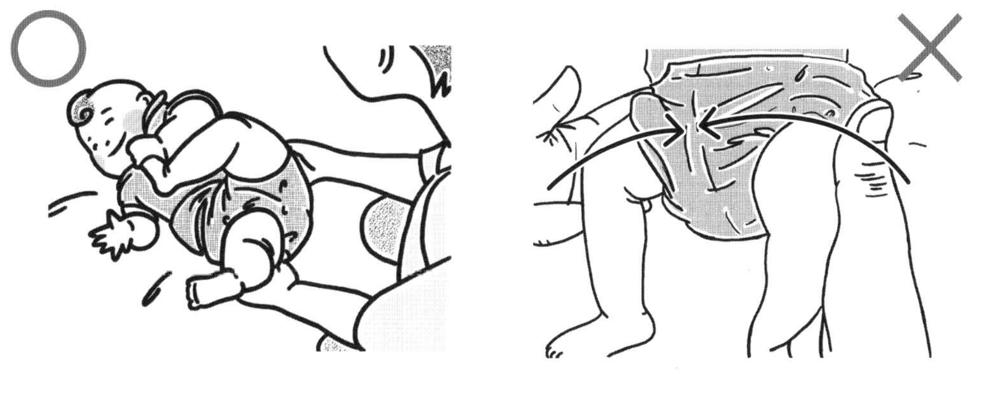

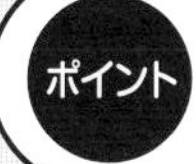

歌に合わせて体を揺らしていると、ママも心地よくなり眠気を感じるかもしれません。赤ちゃんを眠りに誘いたい場合は、静かに優しく語りかけるように歌います。揺らし方も歌のリズムに合わせ、“ゆっくり優しく”を心がけるといいでしょう。

生後すぐから

5 ぎゅっ ぎゅっ ぎゅっ

赤ちゃんをぎゅっと抱きしめながら、前後に動く体操です。
座った姿勢で、お尻を交互に動かす「お尻歩き」は、ママの骨盤矯正にも効果的。

効果
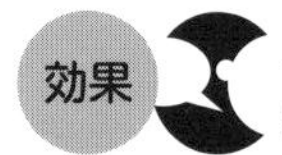
言葉の発達

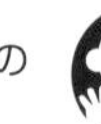
情緒の安定

五感への刺激（視・聴・嗅・触）

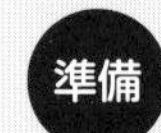

あそび方

準備 両足を伸ばして座ります。
赤ちゃんを自分の方向に向け、頭をしっかり支えながら抱きしめます。

1 いっぽすすんで

座った姿勢のままお尻を交互に動かし、前に移動します。

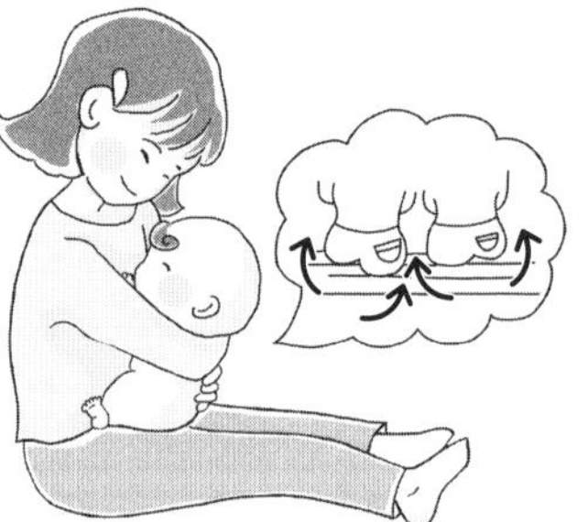

2 ぎゅっ ぎゅっ ぎゅっの ぎゅっ

上半身を優しく揺らし、赤ちゃんをぎゅっと抱きしめます。

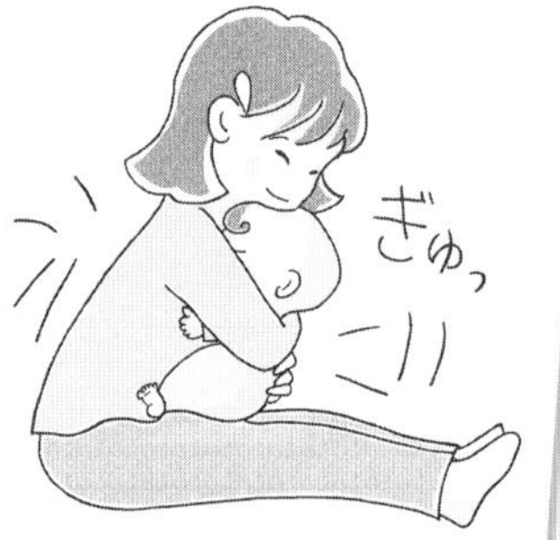

3

にほすすんで
ぎゅっ ぎゅっ
ぎゅっの ぎゅっ
さんぽすすんで
ぎゅっ ぎゅっ
ぎゅっの ぎゅーう
ぎゅっ ぎゅっ
ぎゅっの ぎゅーっ

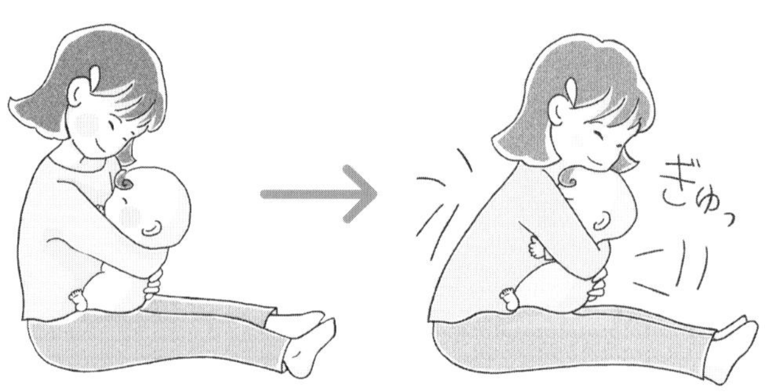

歌詞に合わせて1と2を繰り返します。

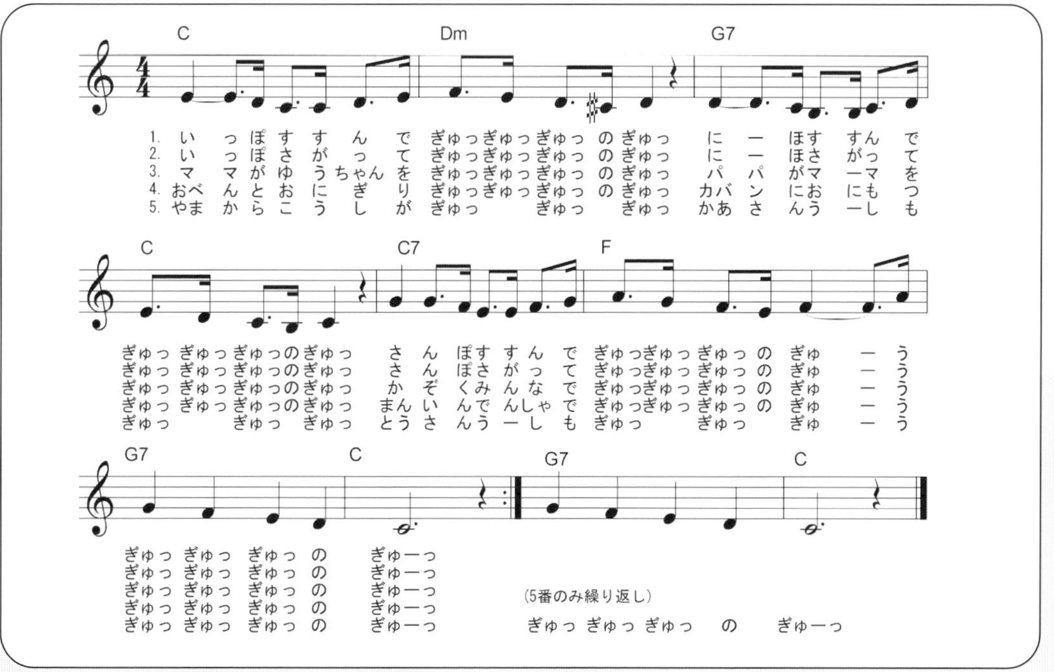

アレンジ

２番では歌詞に合わせて、お尻歩きで後ろに下がりましょう。

３番、４番、５番は赤ちゃんを抱っこして、立った状態で行います。

３番では、「ママが○○ちゃんを」などのところで一歩進み、「ぎゅっぎゅっぎゅっのぎゅっ」のところで立ち止まってひざを曲げ伸ばしします。

４番は「おべんとおにぎり」などのところで一歩下がり、「ぎゅっぎゅっぎゅっのぎゅっ」のところで、同じように立ち止まってひざを曲げ伸ばしします。

５番では「やまからこうしが」などのところで一歩進み、「ぎゅっぎゅっぎゅっ」のところで立ち止まって体を左右に揺らします。

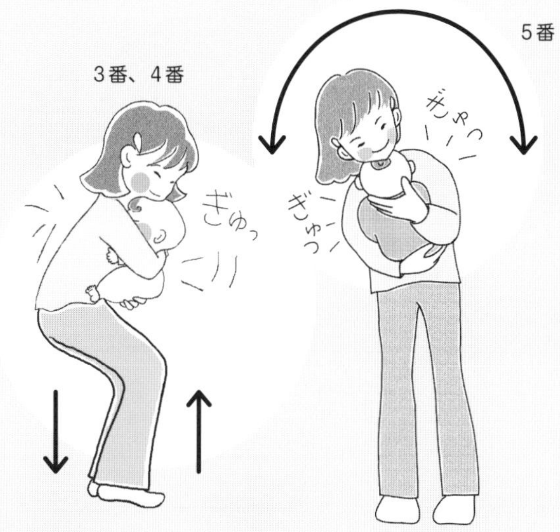

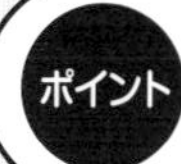

愛情を込めて赤ちゃんをぎゅっと抱きしめ、歌のリズムに合わせて移動しましょう。赤ちゃんのなかには、触覚が過敏で、抱っこすると反り返ったり、抱っこを嫌がったりする子がいます。そんな赤ちゃんの触覚過敏を予防、改善する効果も期待できます。

※歌詞の○○ちゃんには、お子さんの名前を入れて歌ってください。
付属の音楽、楽譜では、ゆうちゃんになっています。

音楽はこちら 

生後すぐから

⑥ちょうちょが とまったよ

歌詞に合わせ、赤ちゃんの体の部位に触れる体操です。
口、ほお、ひざなど、自由にアレンジしてあそんでみてください。

効果  言葉の発達  情緒の安定 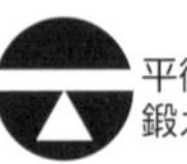 平衡感覚を鍛える  五感への刺激（視・聴・嗅・触） 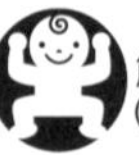 筋肉を鍛える（体幹）

あそび方

生後すぐ～

 準備 赤ちゃんをあお向けに寝かせます。

1 ちょうちょがとまったよ あたまに

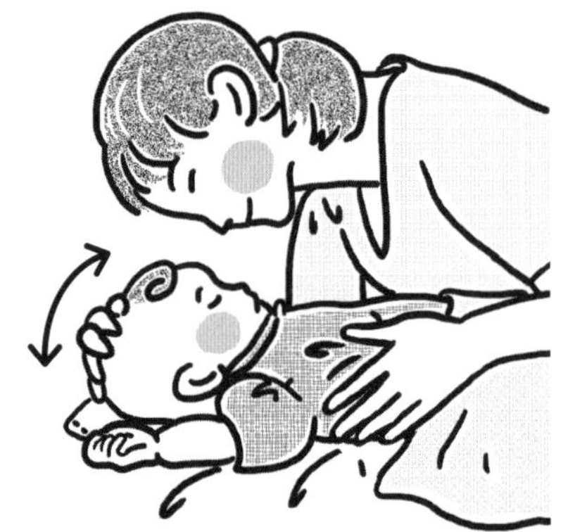

赤ちゃんの頭をなでます。

2 ちょうちょが とまったよ おでこに

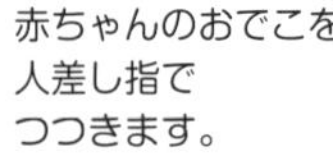

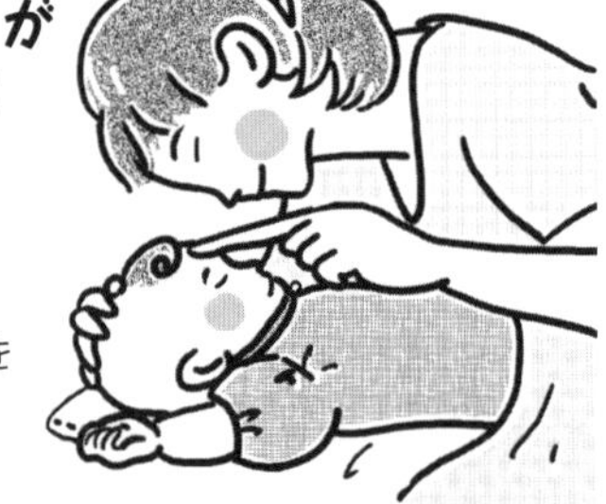

赤ちゃんのおでこを
人差し指で
つつきます。

3 ちょうちょが とまったよ おなかに

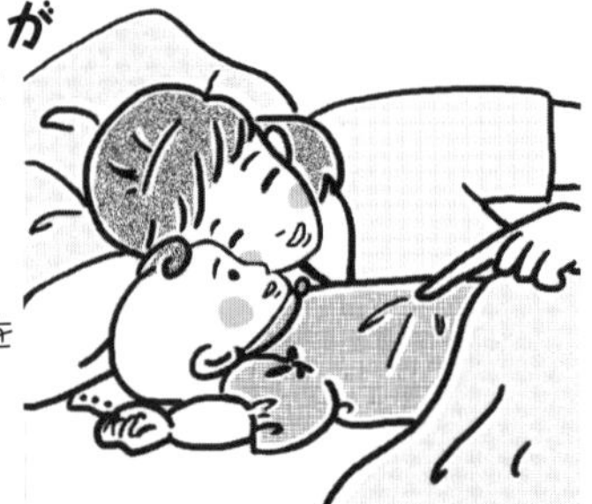

赤ちゃんのおなかを
人差し指で
つつきます。

G C D7 G
ちょう ちょが とまっ た よ あ た ま に ちょう
G C D7 G
ちょ が とまっ た よ お で こ に ちょう
G C D7 G
ちょ が とまっ た よ お な か に ちょう
G C D7 G
ちょ が とんでっ た お そ ら に

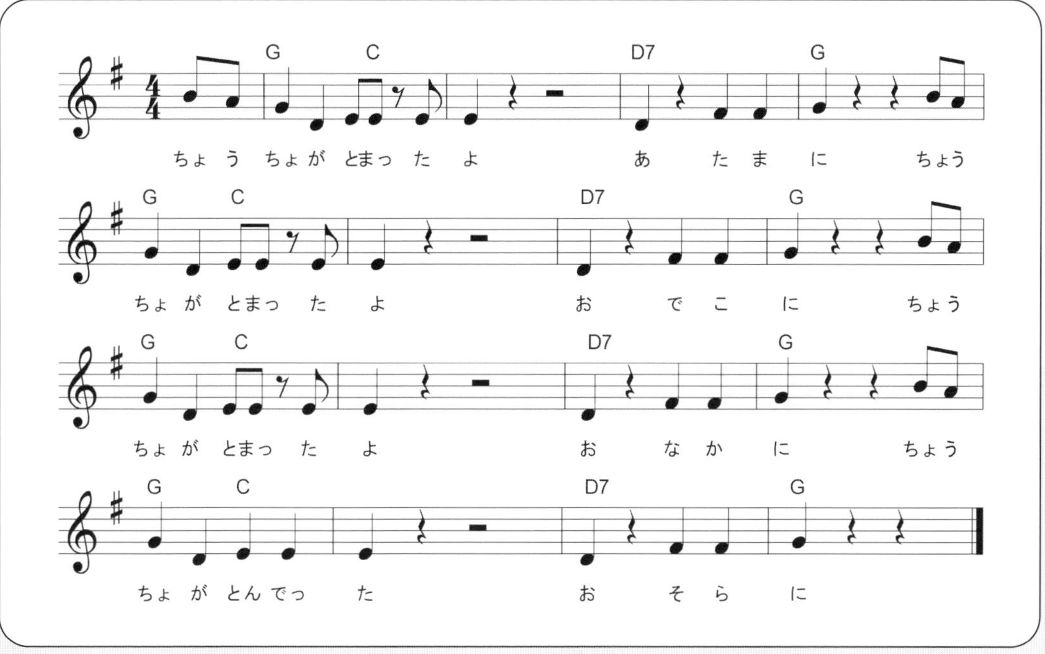

4 ちょうちょがとんでったおそらに

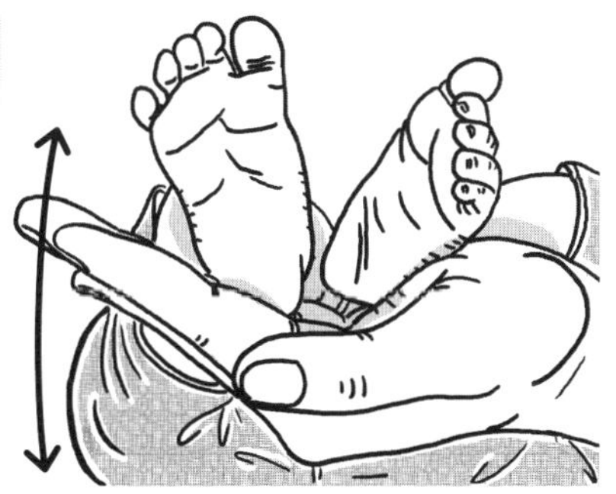

赤ちゃんの両足を手のひらにのせ、上下に優しく動かします。

アレンジ

歌に合わせて赤ちゃんのおでこやおなかを優しくなでてもいいでしょう。

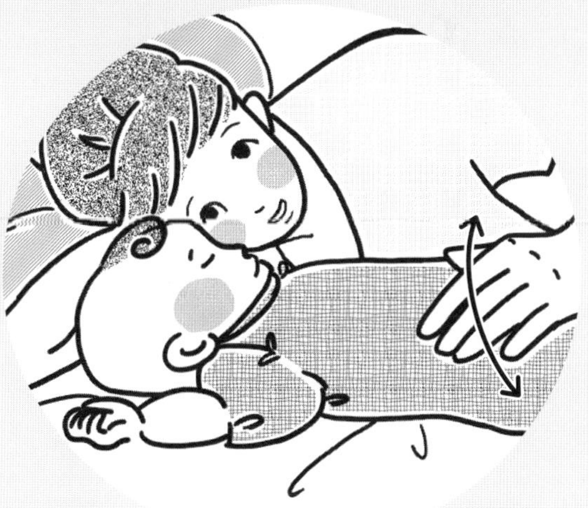

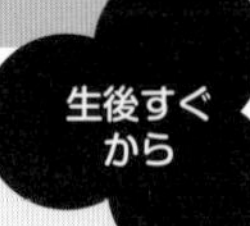

ちょうちょが とまったよ

生後3か月前後～

準備 あぐらを組み、その中に赤ちゃんを座らせます。赤ちゃんが不安定なら、ママ（パパ）の体を少し後ろに倒しましょう。

1 ちょうちょがとまったよ　あたまに
ちょうちょがとまったよ　おでこに
ちょうちょがとまったよ　おなかに

赤ちゃんの腕を軽く持ち、歌に合わせて、頭やおでこ、おなかに触れます。

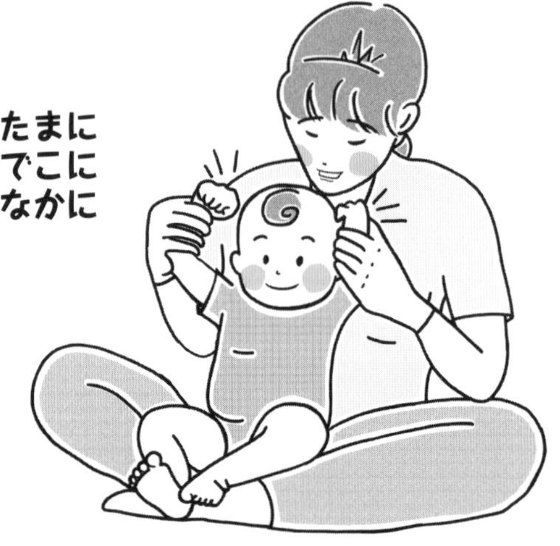

2 ちょうちょがとんでった

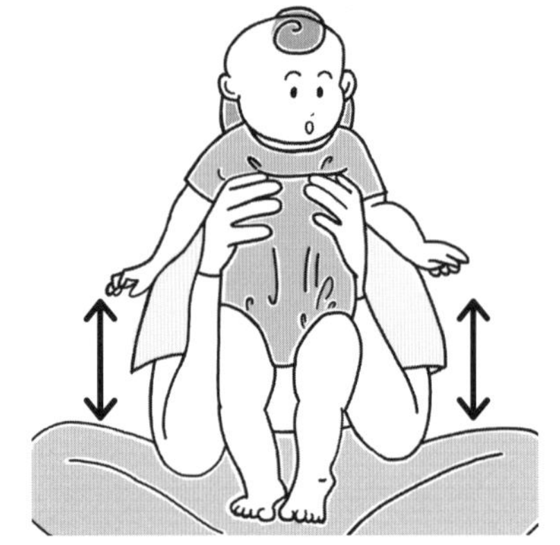

赤ちゃんの両わきを持ち、上下に軽く動かします。

3 おそらに

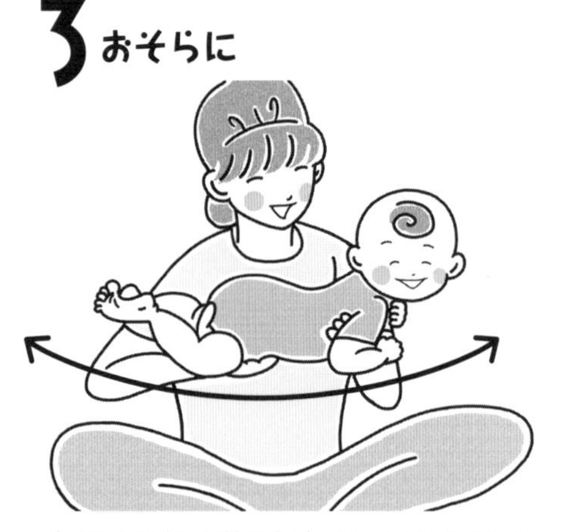

赤ちゃんを水平に持ち上げ、ちょうちょのように赤ちゃんの体を前後に動かしましょう。

※赤ちゃんの支え方 P39「アレンジ」参照

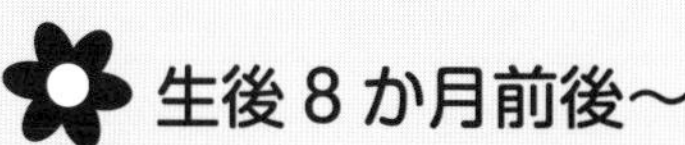

生後8か月前後～

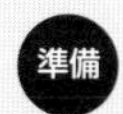

準備　赤ちゃんと向かい合わせになって座ります。

1 ちょうちょがとまったよ～ ～おなかに

赤ちゃんの腕を軽く持ち、歌に合わせて、頭やおでこ、おなかに触れます。

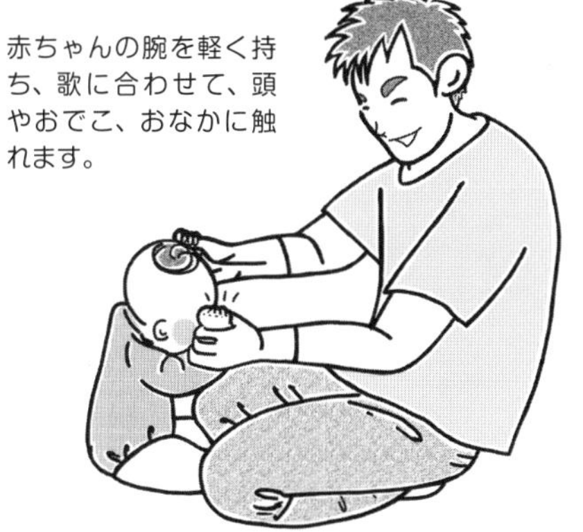

2 ちょうちょがとんでった

両手で赤ちゃんの両わきを持ち、立ち上がります。可能であれば「高い高い」をして、一瞬手を離します。

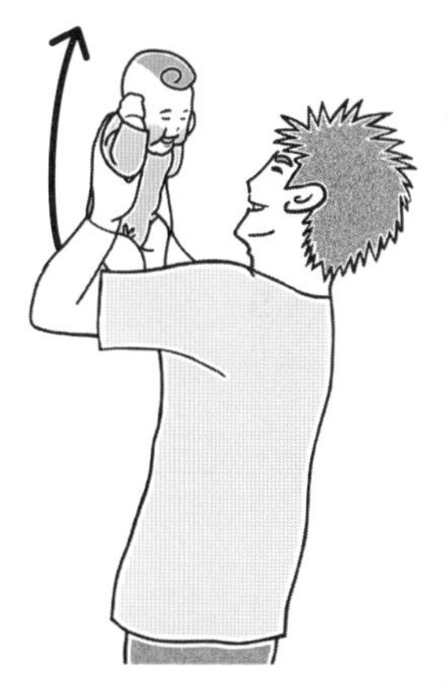

3 おそらに

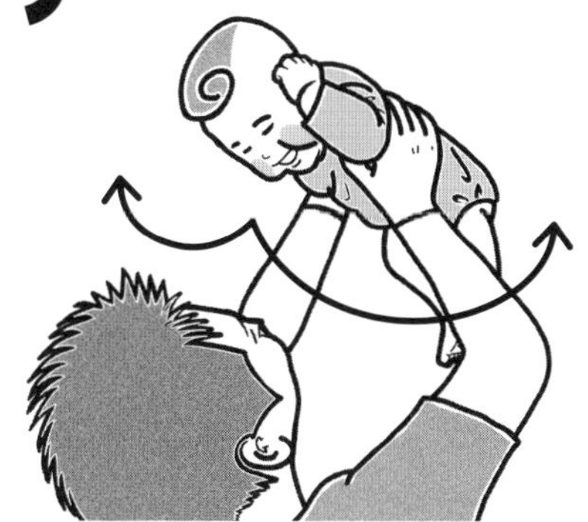

ちょうちょが飛んでいるように赤ちゃんを揺らしながら、部屋のなかを歩きます。

ポイント　赤ちゃんに体の部位の名前を教える体操でもあります。ゆっくりとした動きで、笑顔で歌いましょう。なお、赤ちゃんのなかには手をつかまれるのを嫌がる子もいます。その場合は、赤ちゃんの腕に軽く手を添えて、素早くテンポよく行うといいでしょう。

1歳前後になると赤ちゃんはママの動きをまねようとし始めます。向かい合わせになってママの動きをまねさせてもいいでしょう。

生後すぐから

⑦ ふたり なかよく とんとんとん

生まれてすぐの赤ちゃんは、小さな手に触れたものを、意志とは関係なく反射で握ります。その反射を利用したリズム体操です。

効果  言葉の発達  情緒の安定  五感への刺激（視・聴・嗅・触）

あそび方

準備 赤ちゃんを寝かせ、手を開いた瞬間に、ママ（パパ）の指を握らせます。

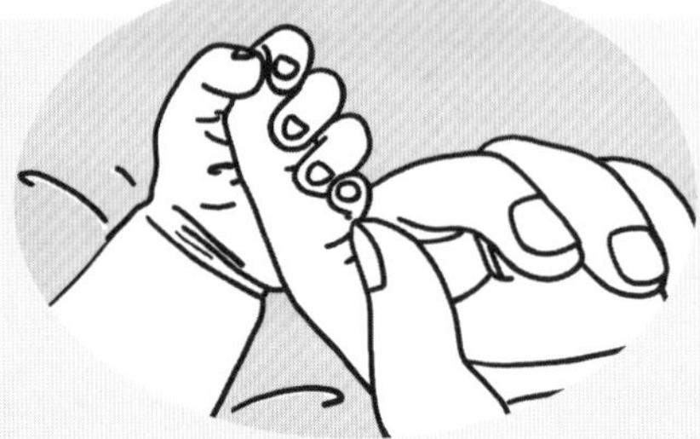

1

おおきなゆびは　ママのゆび
ちいさなゆびは　○○ちゃんのゆび
ふたりなかよく　とんとんとん
ふたりなかよく　とんとんとん
ママのゆびと○○ちゃんのおててが
ひとつになって　とんとんとん

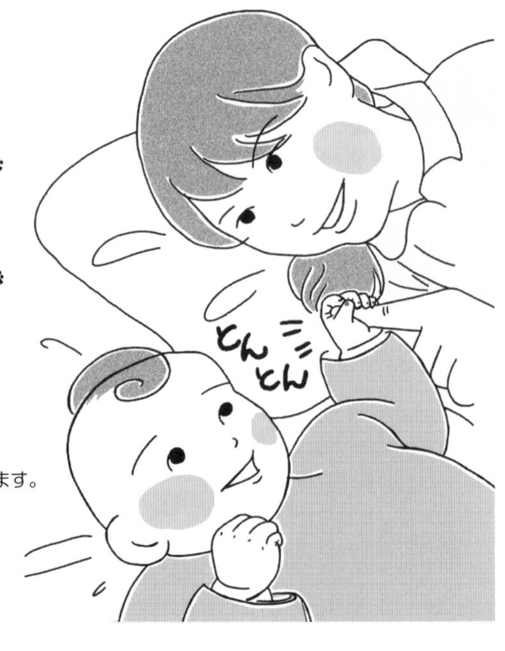

リズムに合わせて敷き布団をたたきます。

※歌詞の○○ちゃんには、お子さんの名前を入れて歌ってください。
付属の音楽、楽譜では、ゆうちゃんになっています。

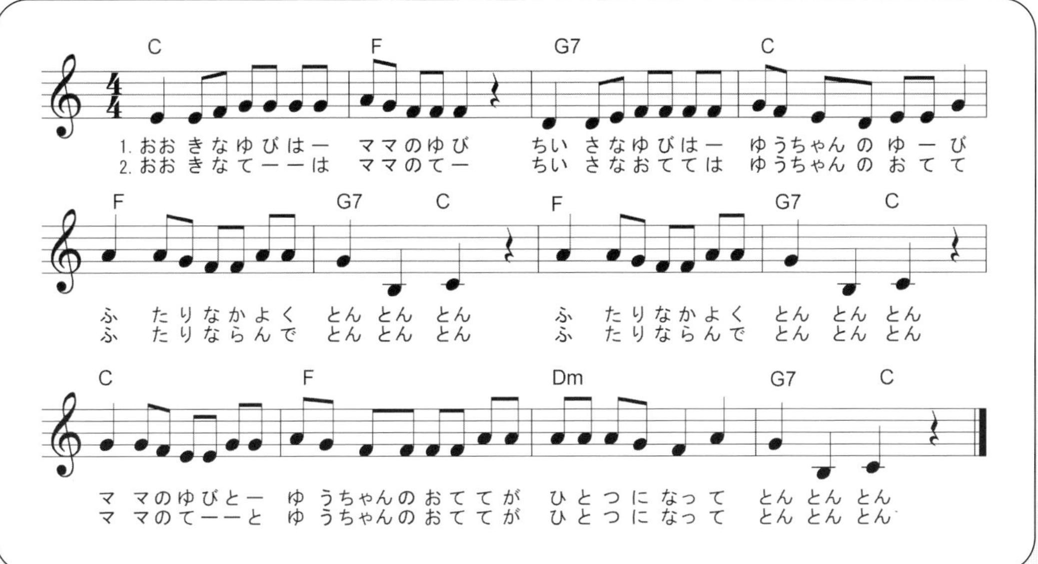

2

おおきなてては　ママのて
ちいさなおてては　○○ちゃんのおてて
ふたりならんで　とんとんとん
ふたりならんで　とんとんとん
ママのてと○○ちゃんのおててが
ひとつになって　とんとんとん

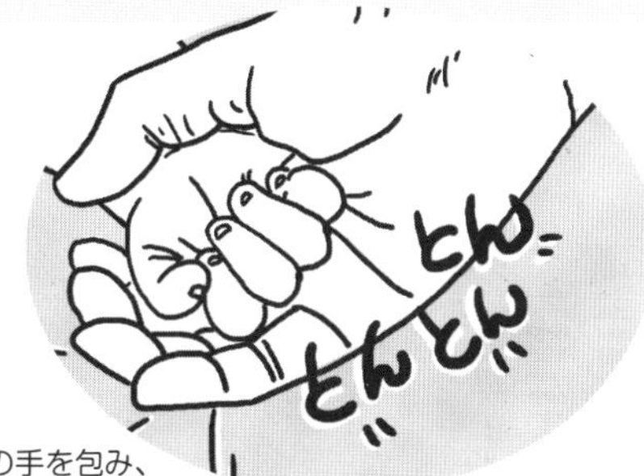

ママ（パパ）の手で赤ちゃんの手を包み、
リズムに合わせて敷き布団をたたきます。

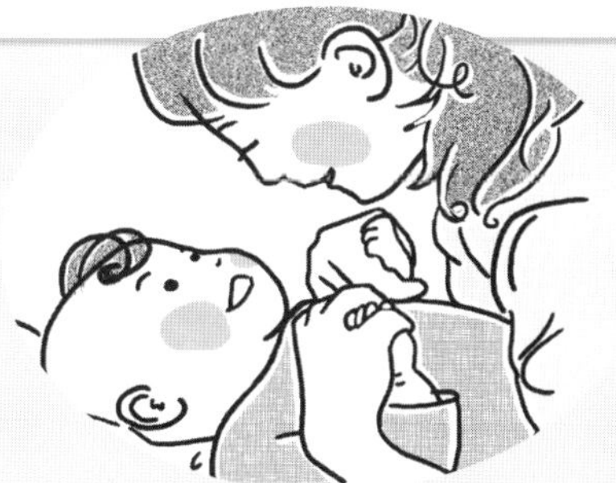

アレンジ

包んだ手を赤ちゃんの胸あたりにおいて、とんとんとんとリズムをとるのもいいでしょう。

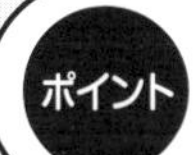

産院でベッドに寝た小さなわが子を見ると、思わずその手に触れたくなるもの。開いたおててにそっと触れて、リズム体操を始めてみましょう。ただし、生まれてすぐの赤ちゃんは、音に敏感です。静かに語りかけるように歌いましょう。

生後すぐから

8 ゆらゆらゆら

音楽はこちら 

優しくゆらゆらと揺らされるのが、赤ちゃんは大好き。
この歌であそぶうちに気持ちよくなり、すやすやと眠りにつくこともあるでしょう。

効果 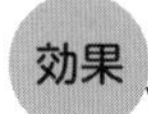 言葉の発達 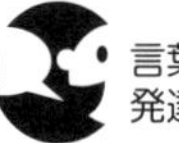 平衡感覚を鍛える 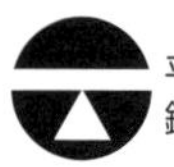 筋肉を鍛える（体幹） 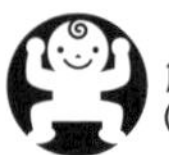 五感への刺激（視･聴･嗅･触） 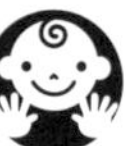

あそび方

生後すぐ～

 準備　赤ちゃんの頭をママ（パパ）の肩に寄りかからせ、片手で赤ちゃんの背中を、もう一方の手で赤ちゃんのお尻を支えて、抱っこします。

**1 ゆらゆらゆらゆらゆらゆら
おそらがゆれる
ゆらゆらゆらゆらゆらゆら
このはがゆれる**

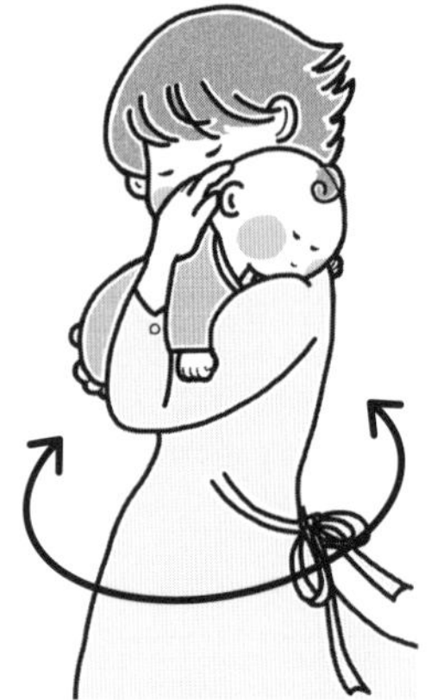

ママ（パパ）の体を左右にひねり、半円をえがくように、ゆっくりと赤ちゃんを揺らします。歌はささやくように歌います。

生後２か月前後～

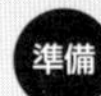 準備　片手で赤ちゃんの頭から首を支え、もう一方の手で赤ちゃんのお尻を支えて、向かい合わせになるように抱っこします。

**1 ゆらゆらゆらゆら～
～このはがゆれる**

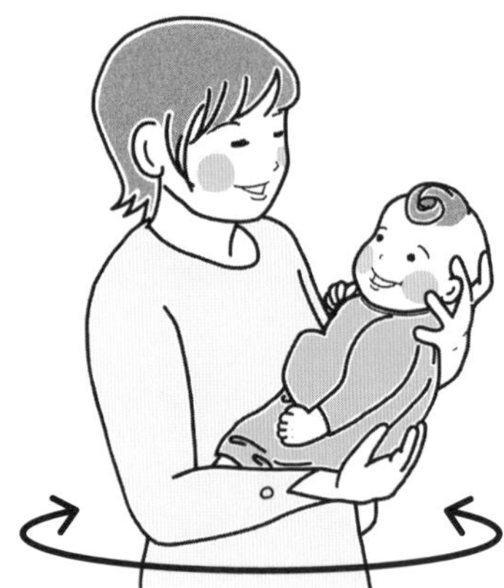

ママ（パパ）の体を左右にひねり、半円をえがくように、ゆっくりと赤ちゃんを揺らします。歌は語りかけるように歌います。

C
ゆ ら ゆ ら ゆ ら ゆ ら ゆ ら ゆ ら
C
お そ ら が ゆ れ る ー
Dm
ゆ ら ゆ ら ゆ ら ゆ ら ゆ ら ゆ ら
G7 F G7 C
こ の は が ゆ れ る ー

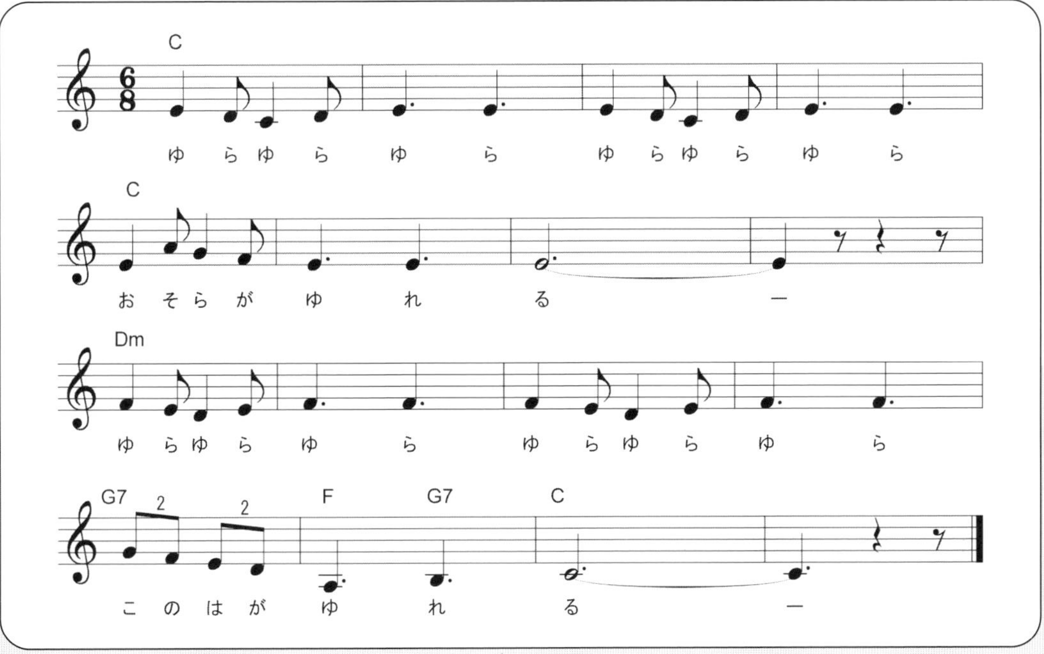

生後３か月前後～

準備 片手で赤ちゃんの頭から首を、もう一方の手でお尻を支えて、赤ちゃんを横抱きにします。

1 ゆらゆらゆらゆら～ ～このはがゆれる

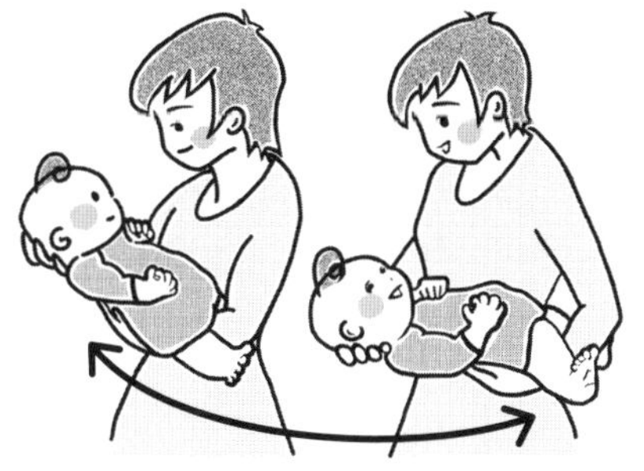

赤ちゃんをブランコに乗っているかのように上下に小さく揺らします。

アレンジ

赤ちゃんをうつぶせにして、片手で胸を、もう一方の手で股を支え、前後左右に揺らしてもいいでしょう。立って揺らしても、座って行ってもどちらでも構いません。

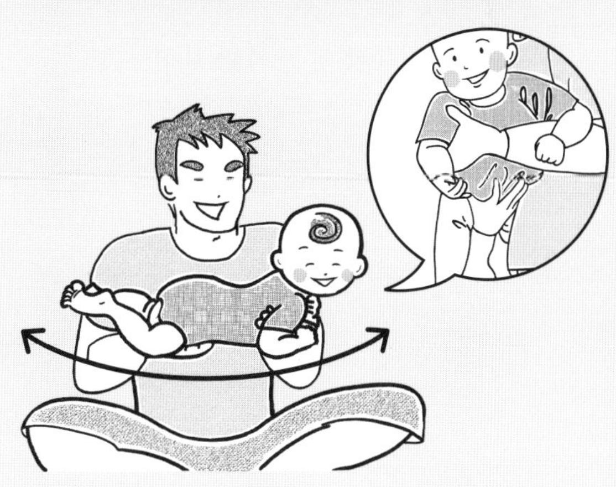

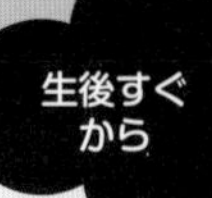

生後すぐから ゆらゆらゆら

生後4か月前後～

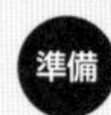

準備 片手で赤ちゃんの肩から背中を、もう一方の手でお尻を支えて、赤ちゃんを横抱きにします。

**1 ゆらゆらゆらゆらゆらゆら
おそらがゆれる
ゆらゆらゆらゆらゆらゆら
このはがゆれる**

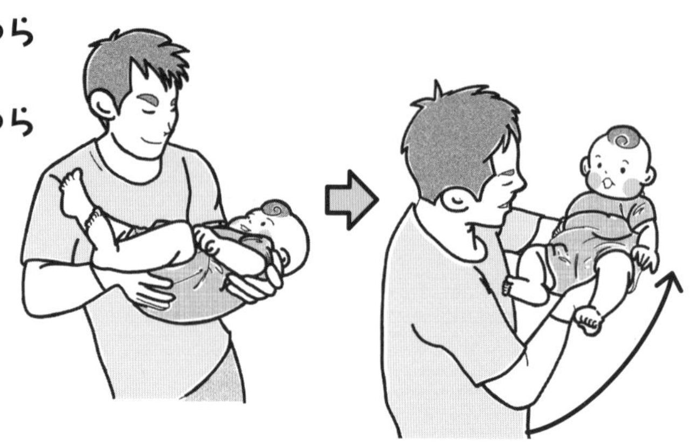

赤ちゃんをブランコに乗っているかのように上下に揺らします。赤ちゃんの様子を見ながら、生後3か月のころよりも大きく揺らしていきましょう。

生後6か月前後～

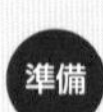

準備 赤ちゃんをお座りの体勢にして、背中側から抱き抱えます。そのとき、両手を赤ちゃんのわきの下から差し入れ、ふくらはぎを持ちます。

**1 ゆらゆらゆらゆらゆらゆら
おそらがゆれる
ゆらゆらゆらゆらゆらゆら
このはがゆれる**

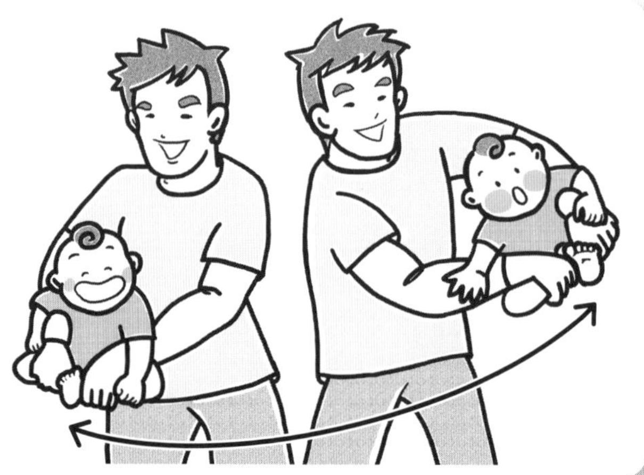

赤ちゃんを左右に揺らします。

生後８か月前後～

準備 赤ちゃんを寝かせ、ママ（パパ）の親指を赤ちゃんに握らせます。握った手の手首を軽く持って支え、赤ちゃんの手や腕に力が入っているのを確認します。

1 ゆらゆらゆらゆらゆらゆら
おそらがゆれる
ゆらゆらゆらゆらゆらゆら
このはがゆれる

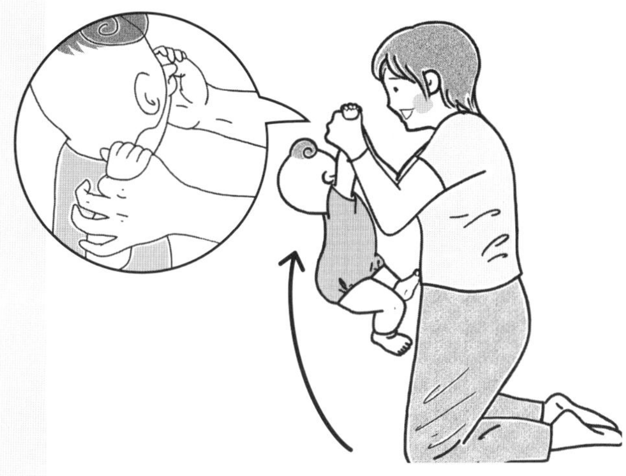

ママ（パパ）の手をそっと持ち上げて、赤ちゃんをぶらぶらと揺らします。

アレンジ

赤ちゃんのわきの下を支えて抱え上げ、左右に揺らしましょう。赤ちゃんを揺らしながら回転してもいいでしょう。

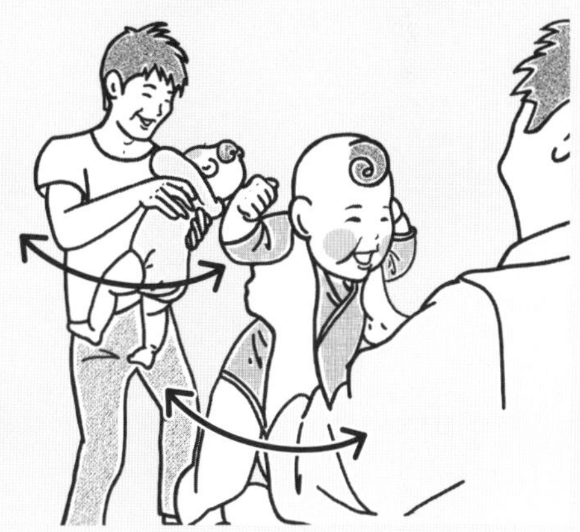

ポイント

その月齢ごとに可能な動きで、赤ちゃんを揺らして平衡感覚を鍛える体操です。揺れに驚く赤ちゃんもいますから、必ず表情を見ながら行うことが大切です。笑顔になるなど楽しそうな様子が見られれば、揺れを徐々に大きくしていきましょう。

赤ちゃんの顔がこわばったり、引きつったりしたなら、体操を中止し、「大丈夫」とすぐに抱きしめてあげてください。赤ちゃんが落ち着いたら、小さくゆっくりした揺らし方で、再開してみます。赤ちゃんが怖がらない速度やテンポ、高さで行いましょう。

音楽はこちら

生後すぐから

9 ぐるぐる りんりん

赤ちゃんは擬音語や擬態語が大好き！　赤ちゃんが好む繰り返しの言葉にのせて、楽しく五感（視・聴・嗅・触）と体幹の筋肉を刺激していきましょう。

効果
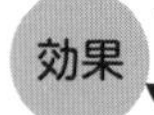
言葉の発達
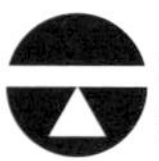
平衡感覚を鍛える

五感への刺激（視･聴･嗅･触）
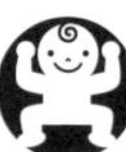
筋肉を鍛える（体幹）

あそび方

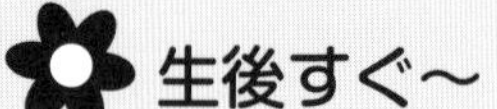

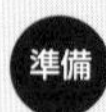

赤ちゃんをあお向けに寝かせます。

1 ぐるぐるぐるぐるぐるぐる

人差し指で、赤ちゃんの体に右回りの円をえがいていきます。

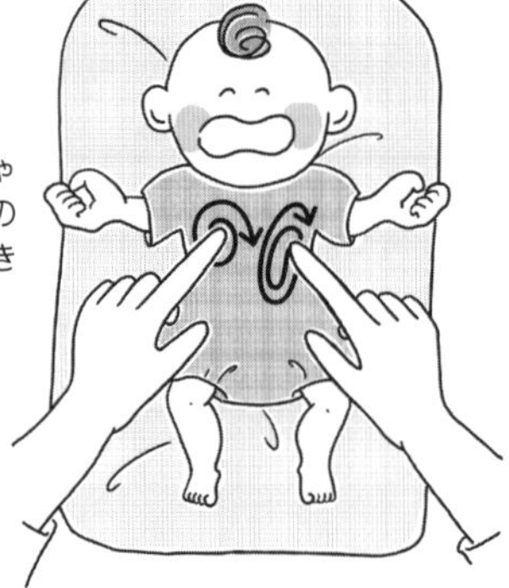

2 りんりん

動きを止めます。

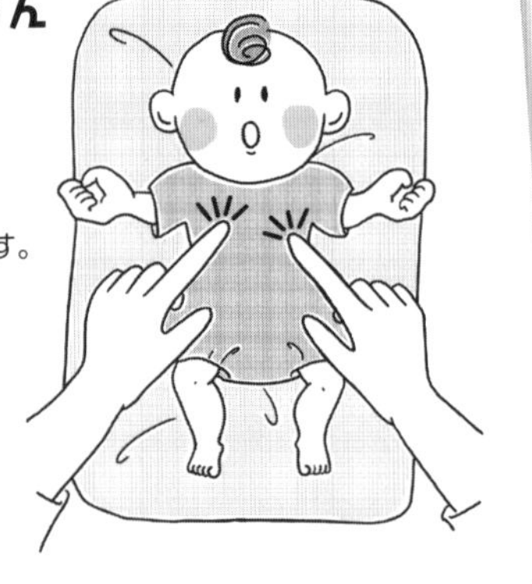

3 ぐるぐるぐる ぐるぐるぐる

1とは逆方向（左回り）に円をえがいていきます。

4 りんりん

動きを止めます。

5 ぐるぐるぐる ぐるぐるぐる りんりんりん

右回りの円をえがいて、「りんりんりん」で動きを止めます。

アレンジ

2本、3本と、なぞる指の本数を増やしていきます。

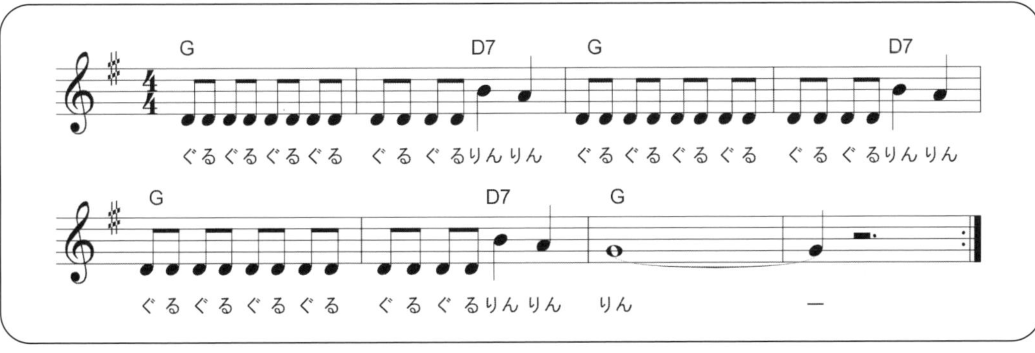

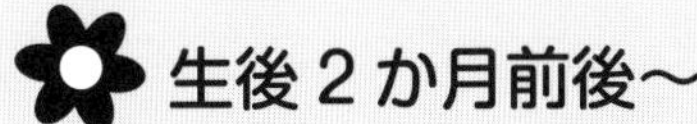

生後２か月前後～

準備 赤ちゃんをたて抱きにします。

1 ぐるぐるぐる ぐるぐるぐる

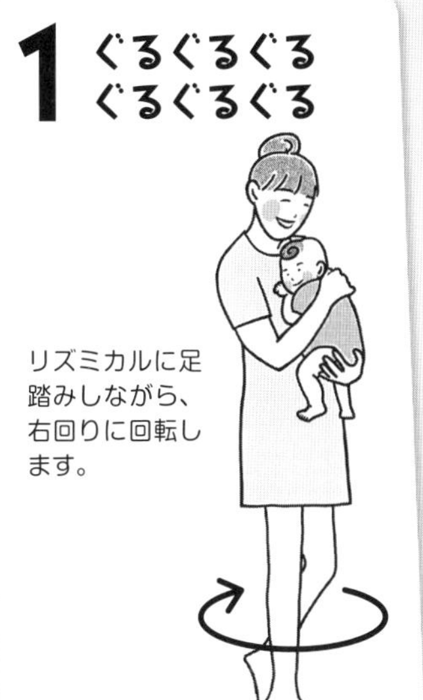

リズミカルに足踏みしながら、右回りに回転します。

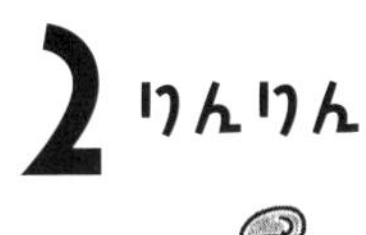

2 りんりん

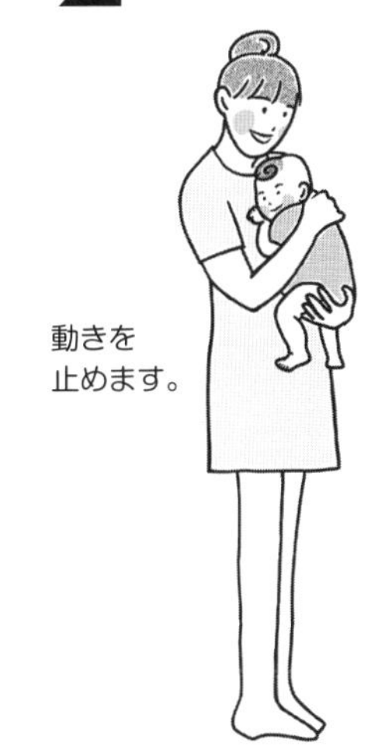

動きを止めます。

3 ぐるぐるぐる ぐるぐるぐる

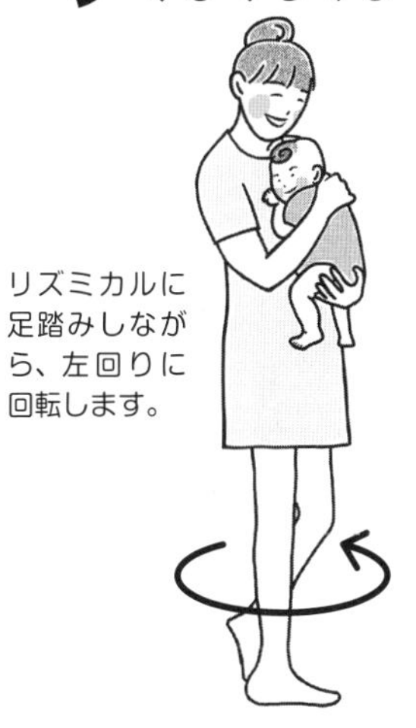

リズミカルに足踏みしながら、左回りに回転します。

4 りんりん

動きを止めます。

5 ぐるぐるぐるぐるぐるぐる りんりんりん

リズミカルに足踏みしながら、右回りに回転して、「りんりんりん」で動きを止めます。

ぐるぐる りんりん

生後３か月前後〜

準備　赤ちゃんを横抱きにします。

1 ぐるぐるぐる ぐるぐるぐる

リズミカルに足踏みしながら、右回りに回転します。

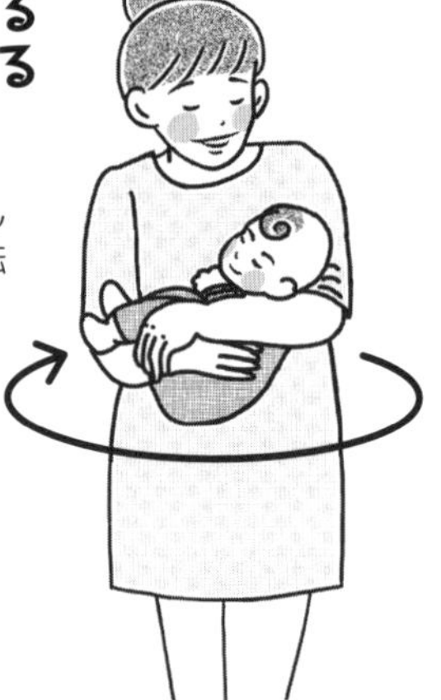

2 りんりん

動きを止めます。

3 ぐるぐるぐる ぐるぐるぐる

リズミカルに足踏みしながら、左回りに回転します。

4 りんりん

動きを止めます。

5 ぐるぐるぐるぐるぐるぐる りんりんりん

リズミカルに足踏みしながら、右回りに回転して、「りんりんりん」で動きを止めます。

生後４か月前後〜

準備　赤ちゃんの胸をパパ（ママ）の肩に置き、片方のてのひらで赤ちゃんのわき腹を包むように支えます。もう一方の手のひらで、おみこしをかつぐように赤ちゃんの両足首を持ちます。

1 ぐるぐるぐる ぐるぐるぐる

リズミカルに足踏みしながら、右回りに回転します。

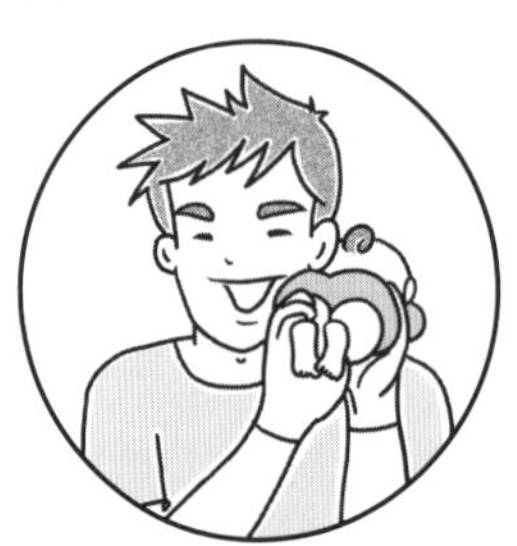

赤ちゃんの支え方

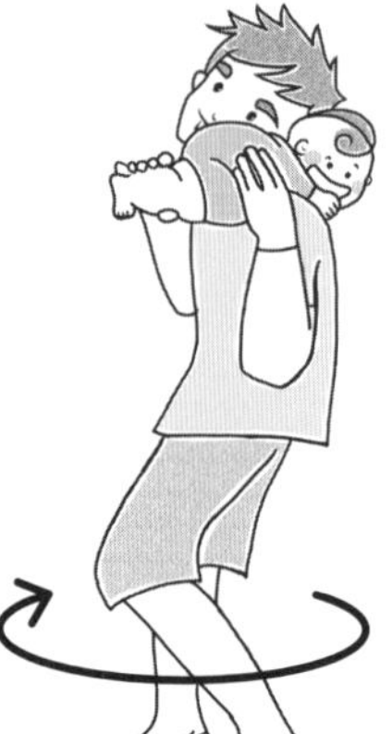

2 りんりん

動きを止めます。

3 ぐるぐるぐる〜

リズミカルに足踏みしながら、左回りに回転します。

4 りんりん

動きを止めます。

5 ぐるぐるぐる〜 りんりんりん

リズミカルに足踏みしながら、右回りに回転して、「りんりんりん」で動きを止めます。

生後８か月前後～

準備　赤ちゃんをわきに抱えるように抱っこします。
赤ちゃんの体は外側に向けます。

1 ぐるぐるぐる ぐるぐるぐる

リズミカルに足踏みしながら、右回りに回転します。

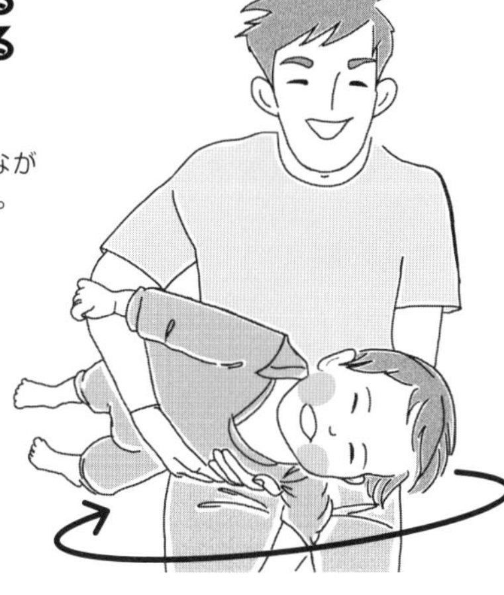

2 りんりん
動きを止めます。

3 ぐるぐるぐる～
リズミカルに足踏みしながら、左回りに回転します。

4 りんりん
動きを止めます。

5 ぐるぐるぐる～ りんりんりん
リズミカルに足踏みしながら、右回りに回転して、「りんりんりん」で動きを止めます。

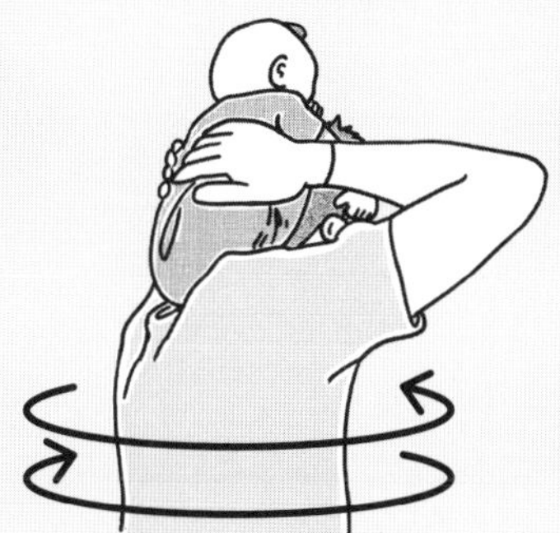

アレンジ

生後６か月前後からは肩車で右や左に回転するあそび方もできます。パパにぜひチャレンジしてもらいましょう。ただし安全にあそぶためには、赤ちゃんの体をしっかりと支えることが大切。両手で赤ちゃんのわき腹から背中を支え、パパの頭と赤ちゃんの体をくっつけるようにすると、ぐらつくことがありません。なお生後８か月前後からは、わき腹ではなく両手を持つだけで、赤ちゃんを支えられるようになります。

ポイント

赤ちゃんは長い言葉より、「ぐるぐる」「りんりん」など単純な繰り返しの言葉を好みます。生後８か月から１歳ごろになると擬音語・擬態語を連発するだけで、声をあげてげらげら笑ったり、泣き止む赤ちゃんもいるほどです。

赤ちゃんの体重が重くなり、わきに抱えるのが難しい場合は、パパにお願いしてみましょう。

赤ちゃんは泣くことで気持ちを伝えます

初めての育児に奮闘中のママ(パパ)は、赤ちゃんが泣く理由がわからず、戸惑うこともあるかもしれませんね。赤ちゃんが泣く主な理由には次の4つがあります。

①外敵から身を守ろうとする本能
②あそんでほしい、かまってほしい
③不快感から（体調不良、暑さや寒さ、オムツがぬれている、空腹など）
④夕暮れ泣き

まずは①ですが、私たちは動物なので外敵から身を守る本能があります。感性が豊かな赤ちゃんほどママの気配を感じなくなると不安で泣きます。次に②ですが、生後２か月ごろになると、赤ちゃんはかまってほしくて泣くようになります。これらの理由の場合、抱っこしたり、あそんだりしてあげましょう。

それでも泣く場合は③を確認。体温や顔色、衣類や布団、温度と湿度などをチェックし、オムツがぬれていれば交換します。空腹やのどの渇きから泣くことも。おっぱいの時間であれば授乳し、必要に応じて湯ざましなどを与えましょう。

最後に④ですが、赤ちゃんは太陽が沈む時間に不機嫌になることがあります。これを夕暮れ泣きといいます。泣くことで胸筋が鍛えられ肺活量も増えます。泣くことは貴重な運動と考えて、慣れることも大切です。

part 4

生後1か月前後からできる赤ちゃん体操

part 4では、手足の動きが活発になる生後1か月前後から始めるといい
赤ちゃん体操を取り上げます。
語りかけるように歌を歌って、赤ちゃんとの触れ合いを楽しみましょう。

生後
1か月前後
から

⑩ようふくつくりましょう

はさみでチョキチョキ、針でチクチク……。洋服をつくるつもりで、赤ちゃんの筋肉を刺激する体操です。顔を近づけて笑顔で歌いましょう。

効果  言葉の発達  情緒の安定 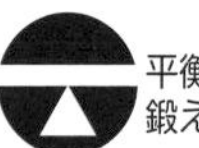 平衡感覚を鍛える  五感への刺激（視･聴･嗅･触） 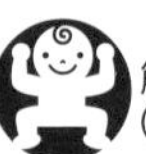 筋肉を鍛える（体幹）

あそび方

 生後１か月前後～

赤ちゃんをあお向けに寝かせます。

1 ようふくつくりましょう ○○ちゃんのようふく

赤ちゃんの両足のかかとを持ち、上下に小さく動かします。

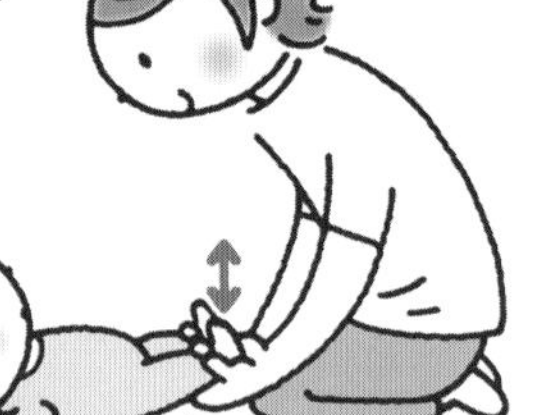

2 はさみ チョキ チョキ

赤ちゃんの両足の足首を持ち、ゆっくり、やさしく交差させます。

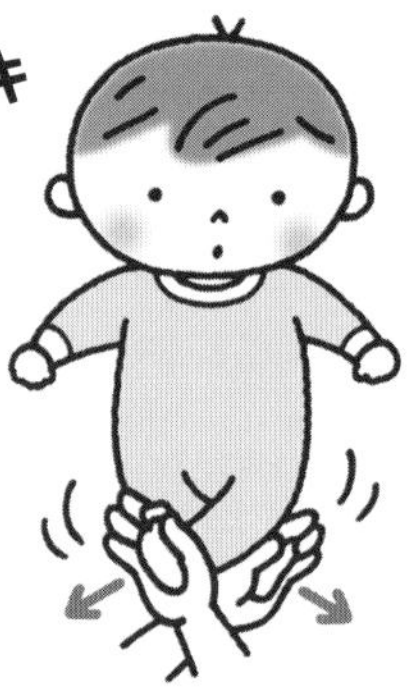

3 ミシン カタカタ

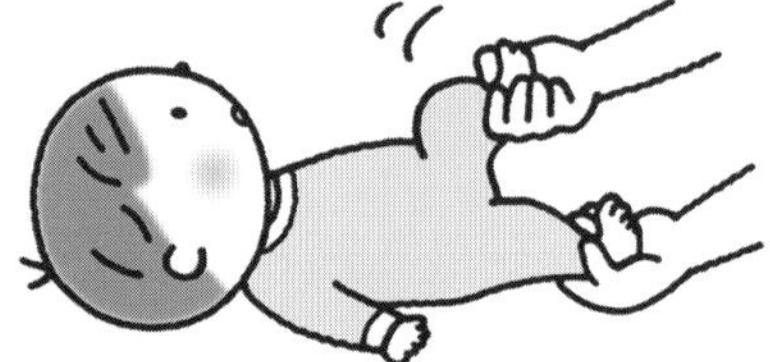

赤ちゃんの両足の足首を持ち、片足ずつゆっくりひざを曲げ伸ばしします。

4 おはり チクチク

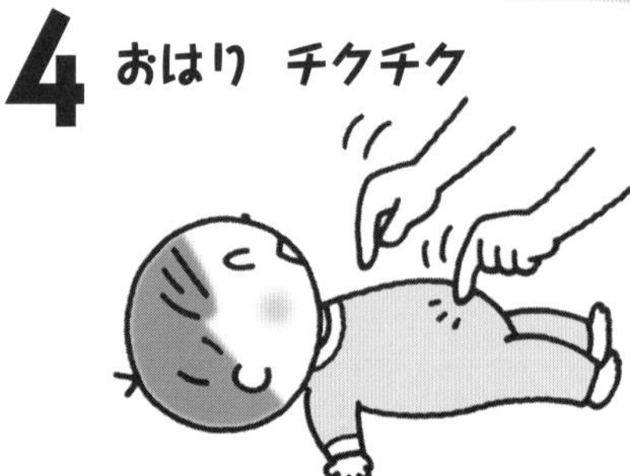

両手の人差し指で、赤ちゃんの胸やおなかをツンツンとつつきます。

※歌詞の○○ちゃんには、お子さんの名前を入れて歌ってください。
付属の音楽、楽譜では、ゆうちゃんになっています。

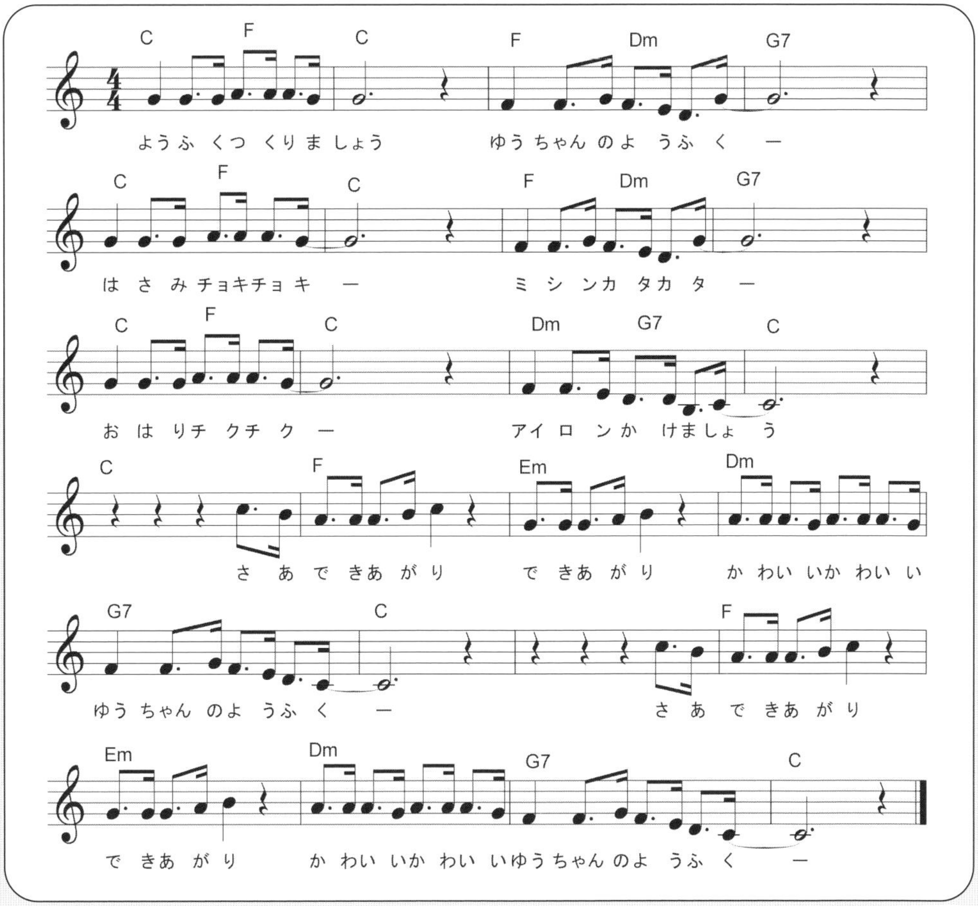

C F C F Dm G7
ようふ くつ くりましょう ゆうちゃん のよ うふ く ー
C F C F Dm G7
は さ みチョキチョ キ ー ミ シ ンカ タカ タ ー
C F C Dm G7 C
お は りチ クチ ク ー アイ ロ ンか けましょ う
C F Em Dm
さ あ で きあ が り で きあ が り か わい いか わい い
G7 C F
ゆう ちゃん のよ うふ く ー さ あ で きあ が り
Em Dm G7 C
で きあ が り か わい いか わい いゆうちゃん のよ うふ く ー

5 アイロンかけましょう

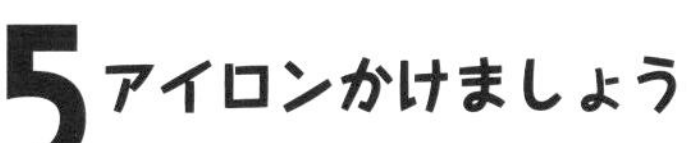

両手のてのひらで、赤ちゃんの胸からおなかにかけて、円をえがくようになでます。

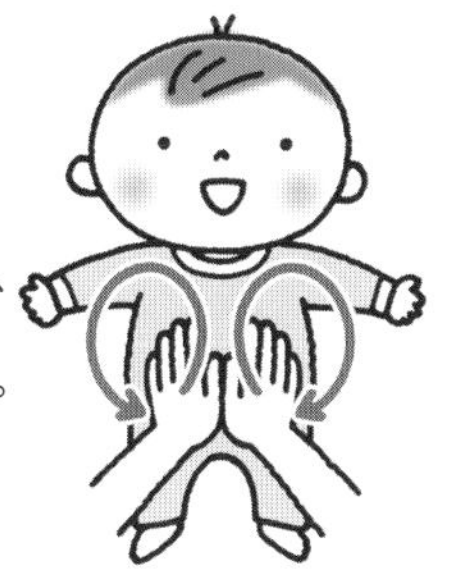

6 さあ できあがり できあがり

赤ちゃんの両手の手首を持ち、手を合わせます。

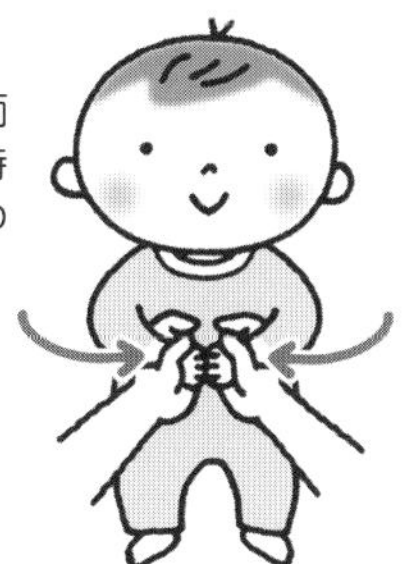

7 かわいい かわいい ○○ちゃんの ようふく

赤ちゃんの両足のかかとを持ち、上下に小さく動かします。

8 さあできあがり〜 〜○○ちゃんの ようふく

6と7を繰り返します。

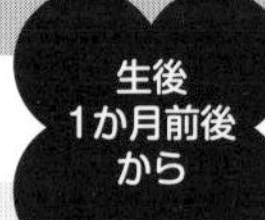

ようふくつくりましょう

生後４か月前後〜

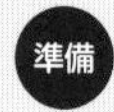

準備　赤ちゃんをあお向けに寝かせます。

1〜5

「生後１か月前後〜」と同じ体操をします。

6 さあ　できあがり　できあがり

赤ちゃんの両わきを抱えて抱き上げ、左右に揺らします。

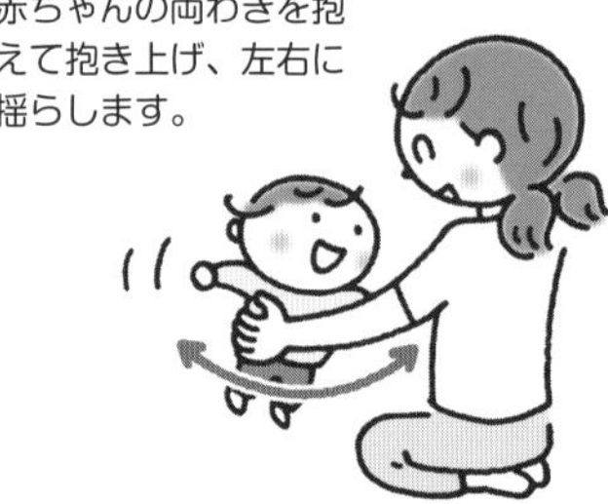

7 かわいい　かわいい　○○ちゃんのようふく

赤ちゃんをしっかり抱きしめて、ほおずりします。

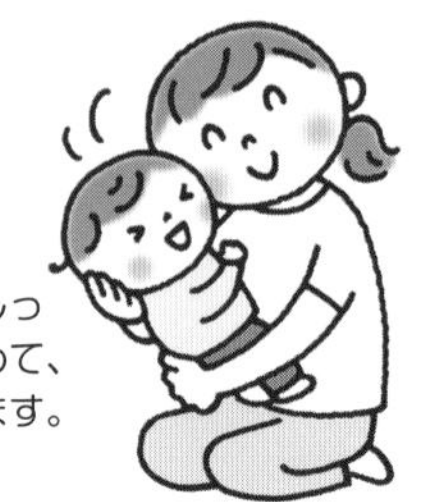

8 さあできあがり〜〜○○ちゃんのようふく

6と7を繰り返します。

生後6か月前後〜

準備　赤ちゃんをあお向けに寝かせます。

1〜5

「生後１か月前後〜」と同じ体操をします。

6 さあ　できあがり　できあがり

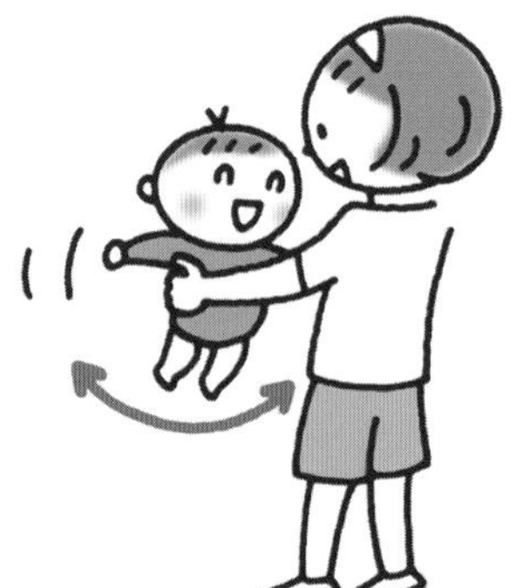

赤ちゃんの両わきを抱えて抱き上げ、ママ（パパ）は立ち上がります。
赤ちゃんをゆっくり左右に揺らします。

7 かわいい　かわいい　○○ちゃんの　ようふく

赤ちゃんをしっかり抱きしめて、ほおずりします。

8 さあできあがり〜〜○○ちゃんの　ようふく

6と7を繰り返します。

生後8か月前後～

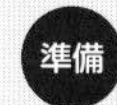

準備 赤ちゃんをあお向けに寝かせます。

1～5

「生後１か月前後～」と同じ体操をします。

6 さあ できあがり できあがり

赤ちゃんの両わきを抱えて抱き上げ、ママ（パパ）は立ち上がります。
赤ちゃんを左右に揺らしながら、ママ（パパ）はゆっくり一回転します。

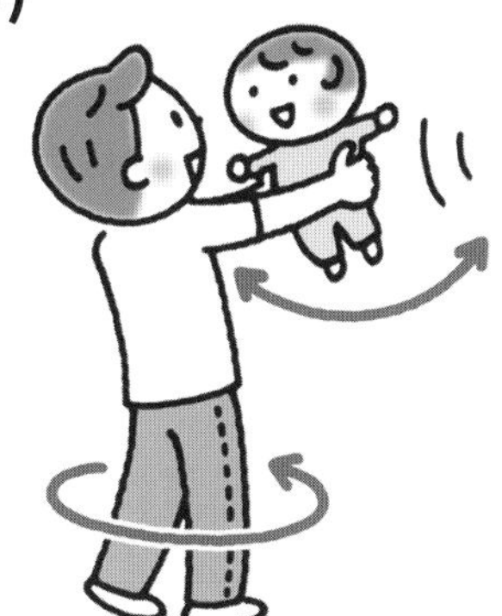

7 かわいい かわいい ○○ちゃんの ようふく

赤ちゃんをしっかり抱きしめて、ほおずりします。

8 さあ できあがり～ ～○○ちゃんの ようふく

6と7を繰り返します。

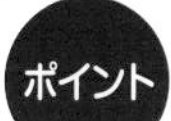

ポイント

生後６か月以降の体操では、ママ（パパ）は立った姿勢で赤ちゃんを揺らします。赤ちゃんの顔がこわばったり、泣いたりするようなら、揺らすのをすぐに中止しぎゅっと抱きしめてあげましょう。次に行うときは揺らす高さを低くしたり、揺らす幅を小さくしたり、赤ちゃんが怖がらない揺らし方にします。反対に赤ちゃんが笑顔なら、大きく速く揺らしてあげましょう。

この歌は、かわいい赤ちゃんのお名前を入れて歌ってくださいね。

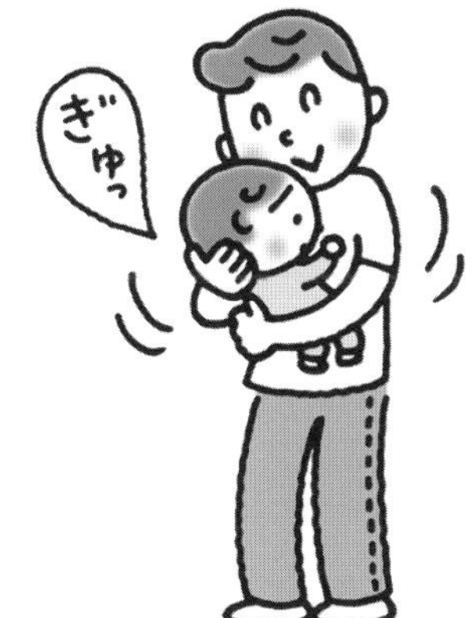

音楽はこちら

生後
1か月前後
から

⑪ パクパク パックンコ

赤ちゃんにとって指しゃぶりは、口に食べ物を運ぶための練習です。
この体操で、手を口元に持っていく力の発達を促しましょう。

効果 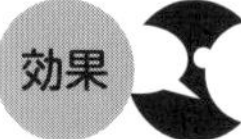 言葉の発達  情緒の安定 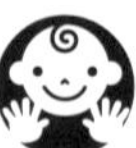 五感への刺激（視・聴・嗅・触・味）

あそび方

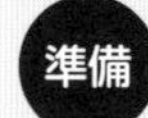 準備 赤ちゃんをあお向けに寝かせます。

1 みぎてを パックン パックンコ

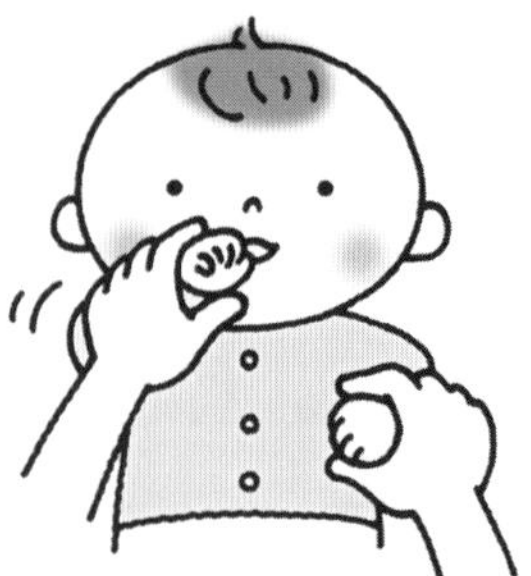

赤ちゃんの右手の手首を軽く持ち、
手もしくは親指を口に運びます。

2 ひだりてを パックン パックンコ

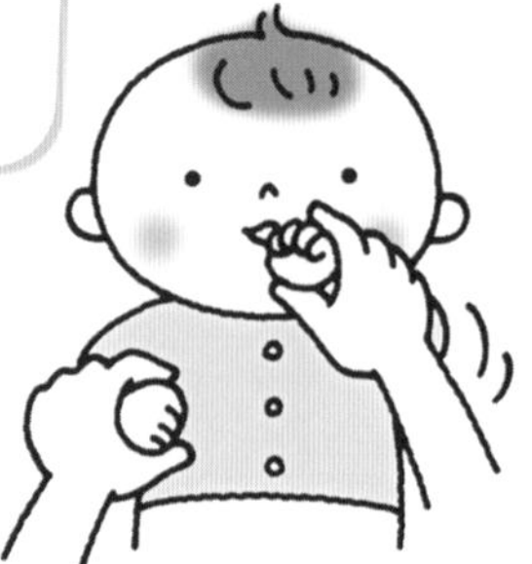

赤ちゃんの左手の手首を軽く持ち、
手もしくは親指を口に運びます。

3 パクパク パックンコ

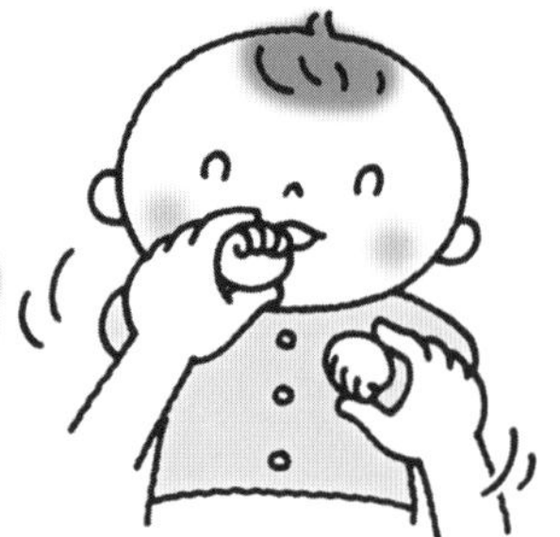

赤ちゃんの両手の手首を持ち、片手ずつ交互に口をタッチします。

F C7 F C7
1. みぎ て をパックン パックン コ ひだり て をパックン パックン コ
2. みぎ あし をパックン パックン コ ひだりあし をパックン パックン コ
C7 F
パ ク パ クパックン コ
パ ク パ クパックン コ

4 みぎあしを
パックン パックンコ

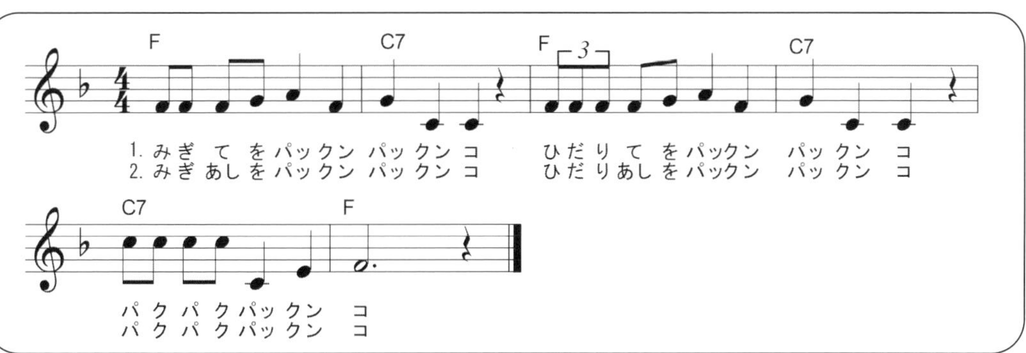

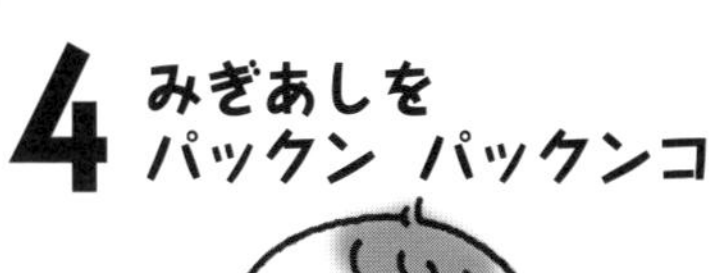

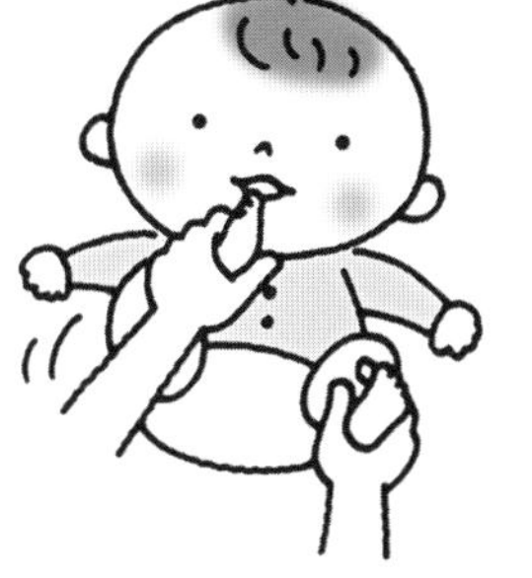

赤ちゃんの右足の足首を軽く持ち、足先を口に運びます。

5 ひだりあしを パックン パックンコ

赤ちゃんの左足の足首を軽く持ち、足先を口元に運びます。

6 パクパク パックンコ

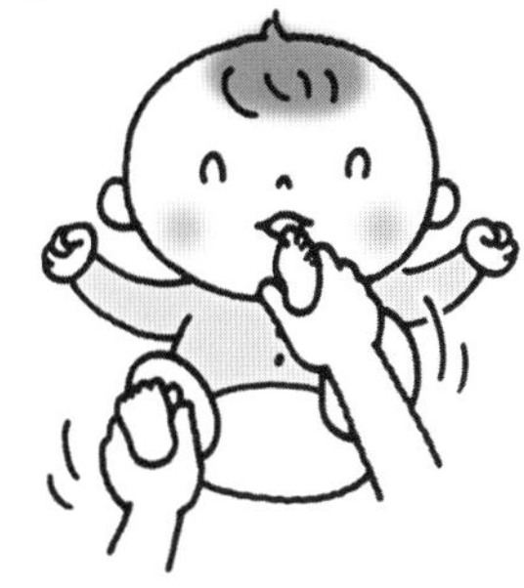

赤ちゃんの両足の足首を持ち、片足ずつ交互に口をタッチします。

ポイント

赤ちゃんは口に食べ物を運ぶために、本能的に自分で訓練を始めます。それが指しゃぶりです。最初はうまく手を運べませんが、だんだんと口元に手が近づいていきます。さらに、握りこぶしごと口に押し込んでいたのが、しだいに親指だけを上手に吸うようになります。

ちなみに、右手の親指をしゃぶると左脳の、左手の親指をしゃぶると右脳の活性化につながるという説もあります。バランスよく脳の発達を促すために、このリズム体操では両手の親指を交互に口元に運びましょう。その際、自然に左右交互に顔を傾けることとなるので、赤ちゃんの頭の形を整える効果も期待できます。

足の運動のときは、股関節に無理な負担がかからないように下半身の「M」の字をキープしましょう。足先を口元に持っていくときは、足がひし形を半分にした「<」「>」の字の形になるようにします。69ページのポイントも参考にしてください。

生後
1か月前後
から

⑫ ふうせん とんでった

この体操では、生後１か月前後は視覚や聴覚を刺激してあそびます。
生後２か月前後からは赤ちゃんをふわふわと揺らしてあげましょう。

効果

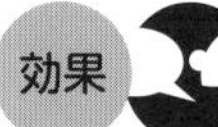
言葉の発達

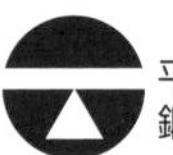
平衡感覚を鍛える

五感への刺激（視・聴・嗅・触）

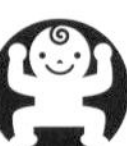
筋肉を鍛える（体幹）

あそび方

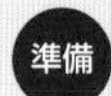

生後１か月前後～

準備 赤・青・黄色など原色のおもちゃ（風船やボールなど）を１つ用意します。赤ちゃんをあお向けに寝かせ、目から30cmくらいのところで、おもちゃを持ちます。

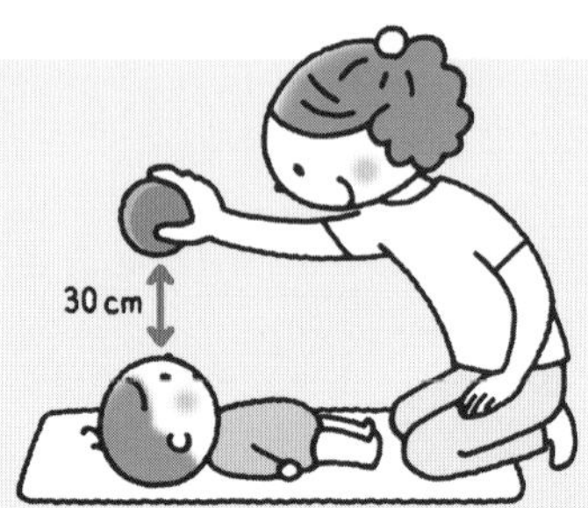

1 **あかいふうせん　ふわっ　ふわ**
あおいふうせん　ふわっ　ふわ
きいろいふうせん　ふわっ　ふわ
ふわ　ふわ　ふわ　ふわ
とんでった

おもちゃをゆっくりと左右に動かします。赤ちゃんの視線が安定してついてくるようになったら、少しずつおもちゃを大きく速く動かします。

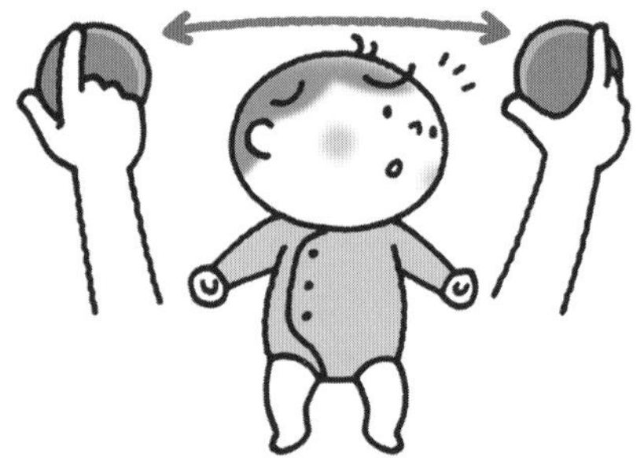

アレンジ　適当なおもちゃがなければ、原色の布やハンカチでママ（パパ）の握りこぶしをくるんだり、原色の手袋をつけて握りこぶしを作ってもいいでしょう。自分の手を使う場合は、グーパーを繰り返しながらゆっくりと手を動かすのもおすすめです。

聴覚を刺激してあそぶ方法もあります。鈴やガラガラなど優しい音がするものをゆっくりと動かして、音がするほうに赤ちゃんの注意をひきつけます。

付属の音楽の歌のテンポは気にせず、赤ちゃんが目でおもちゃを追ったり、音に注意を向けたりする様子に合わせて、ゆっくりと歌いましょう。

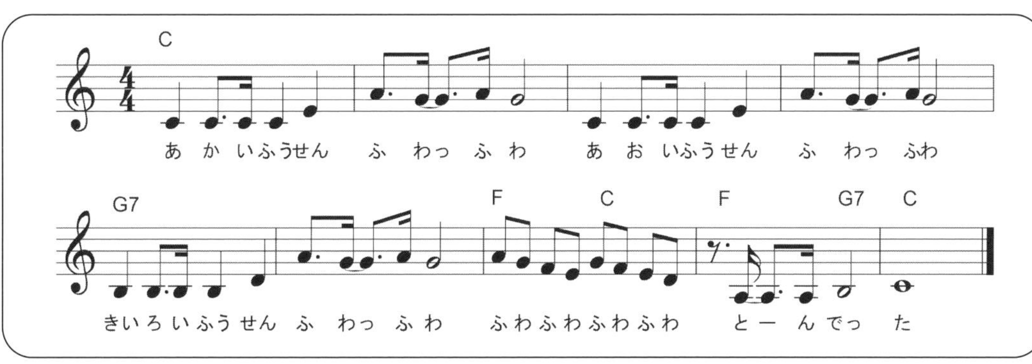
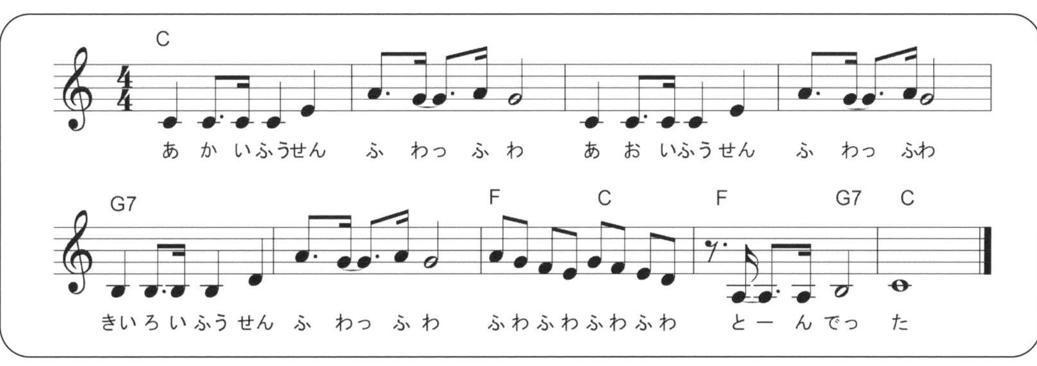

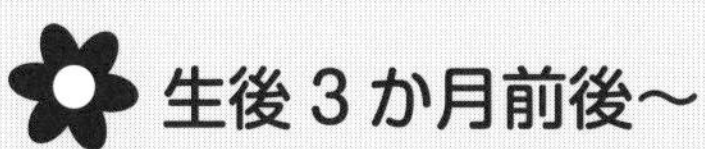

生後3か月前後〜

準備 座って、向かい合わせになるようにひざの上に赤ちゃんをのせます。両手で赤ちゃんのわき腹を包むように支えます。

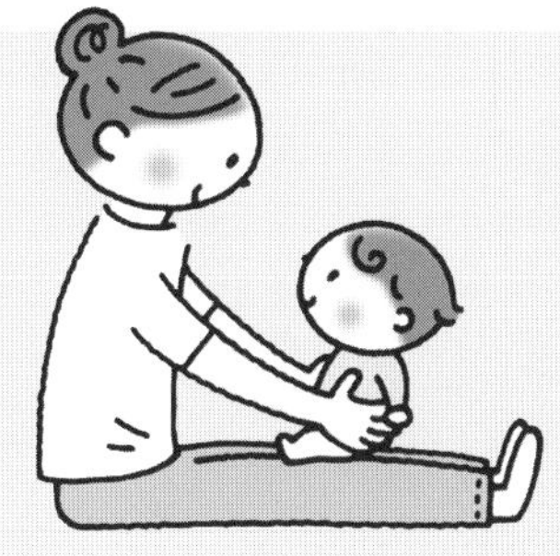

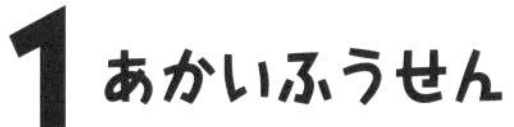

1 あかいふうせん

赤ちゃんをひざから10cmくらいの位置に持ち上げます。

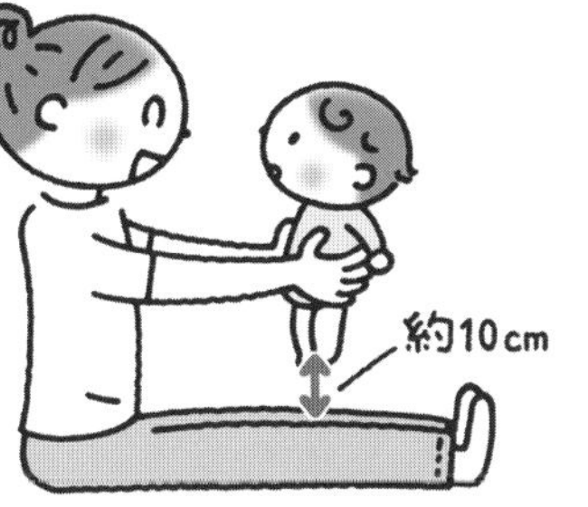

2 ふわっ ふわ

赤ちゃんを持ち上げた状態で左右に揺らします。

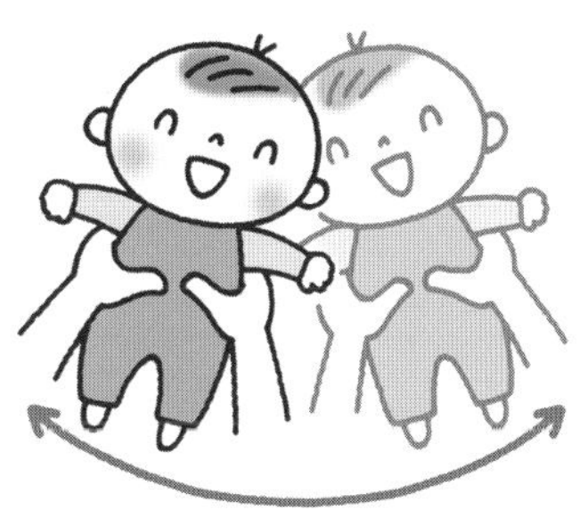

3 あおいふうせん ふわっ ふわ きいろいふうせん ふわっ ふわ

歌詞に合わせて1と2を繰り返します。

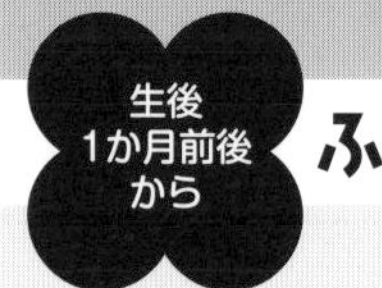

ふうせん とんでった

4 ふわ ふわ ふわ ふわ とんでった

赤ちゃんを持ち上げて振り子のように
左右に揺らします。

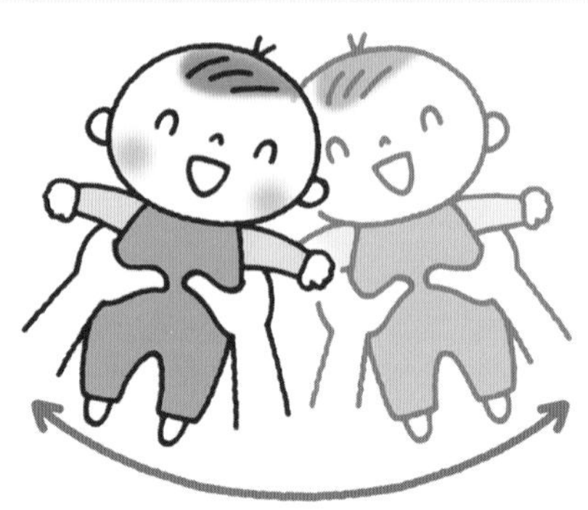

生後 4 か月前後〜

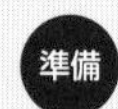

立って、両手で赤ちゃんのわき腹を持ち、向かい合わせになるように抱っこします。

1 あかいふうせん

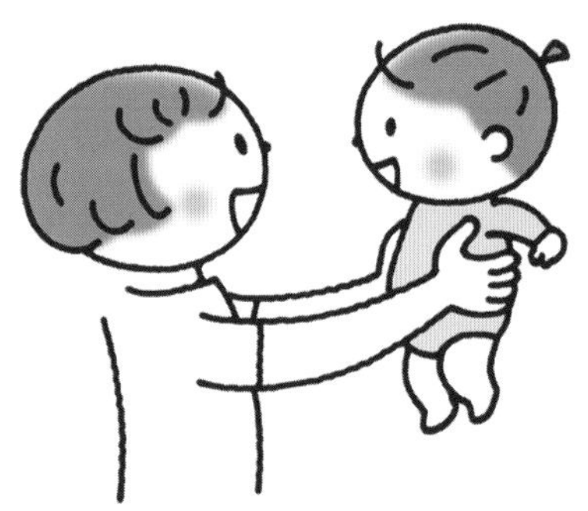

赤ちゃんを顔の高さまで持ち上げます。

2 ふわっ ふわ

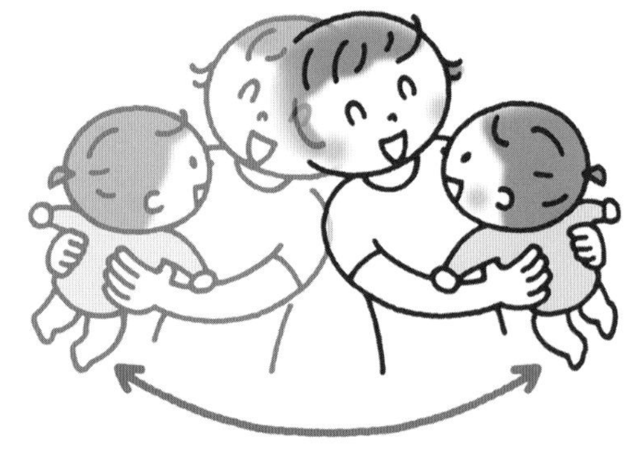

赤ちゃんを持ち上げた状態で小さく優しく左右に揺らします。

3 あおいふうせん ふわっ ふわ きいろいふうせん ふわっ ふわ

歌詞に合わせて1と2を繰り返します。

4 ふわ ふわ ふわ ふわ とんでった

赤ちゃんを持ち上げて振り子のように左右に揺らします。

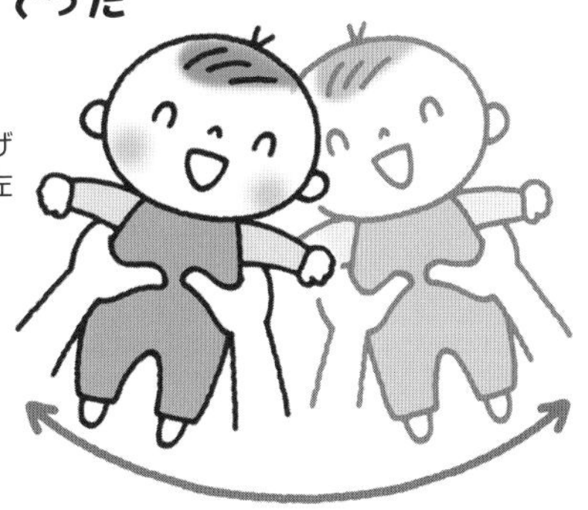

アレンジ

生後6か月、生後8か月と月齢が進むごとに、赤ちゃんの表情を観察しながら、揺らし方を大きくしていきます。

生後8か月前後になったら、「ふわ ふわ ふわ ふわ とんでった」のところで、ママ（パパ）が赤ちゃんを左右に揺らしながら、くるりと一回転します。また「とんでった」と歌った瞬間に「高い高い」するのも楽しいでしょう。

赤ちゃんが怖がるようであれば、揺らす速さや大きさを小さめに戻します。

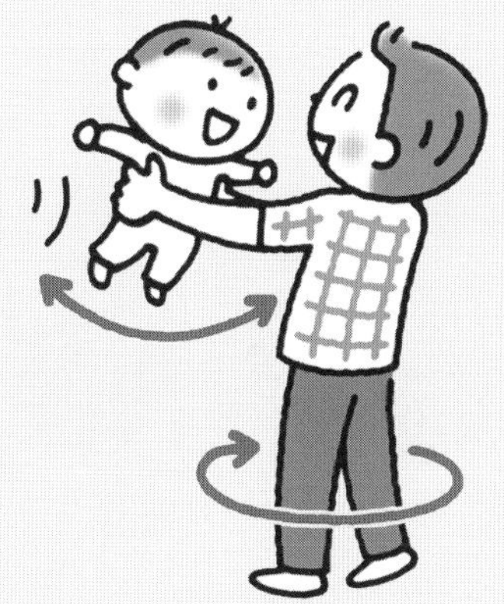

ポイント

動くものを目で追うことを「追視」といいます。赤ちゃんが追視できるようになるのは生後1～2か月ごろ。少しずつ目で物を追えるようになり、視野が徐々に広がっていきます。追視の力は、学習、運動のどちらにも必要ですから、積極的にあそびに取り入れましょう。

生後2か月からは、同じ歌で平衡感覚を養う体操を行っていきますが、それまでと同様におもちゃを目で追うあそびを行ってもかまいません。歌に合わせた色のおもちゃを示すことで、色の名前を覚えるきっかけにもなるでしょう。

生後
1か月前後
から

⑬かわいいおもち

音楽はこちら 

赤ちゃんの感覚を刺激する体操です。やわらかな肌をおもちに見立て、こねこねもみもみ。最後はぱくっと食べるふりをしちゃいましょう。

効果  言葉の発達  五感への刺激（視・聴・嗅・触）  便秘の予防と改善

あそび方

準備 赤ちゃんをあお向けに寝かせます。

1 こねこねのこねこね

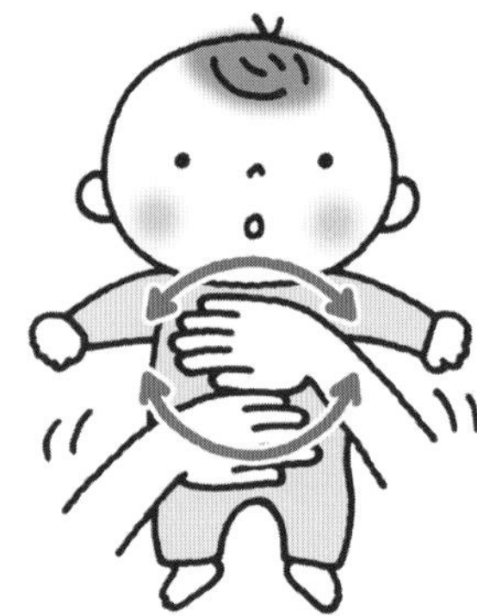

両手を横にして、赤ちゃんの胸とおなかをおおうように置きます。円をえがくように左右の手を交互に優しく動かします。

2 もみもみのもみもみ

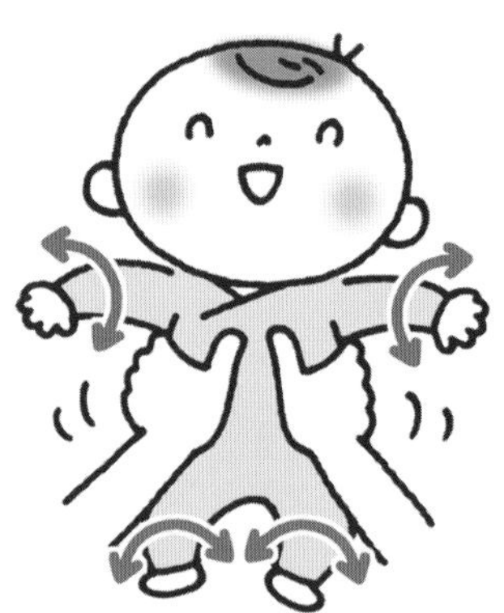

赤ちゃんの体のあちらこちらを優しくつまむようにもみます。

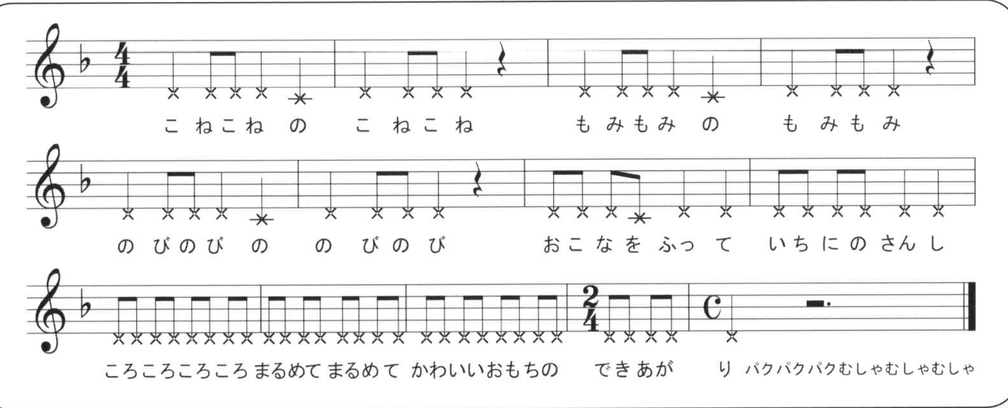

3 のびのびののびのび

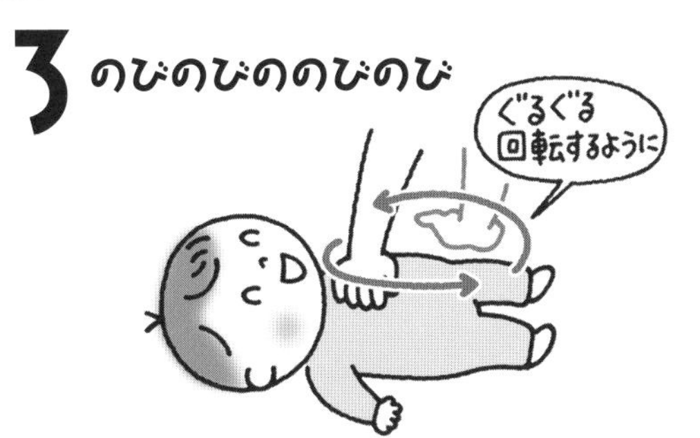

両手を横にして、赤ちゃんの胸とおなかをおおうように置きます。胸からおなかまでなでおろすことを数回繰り返します。

4 おこなをふって

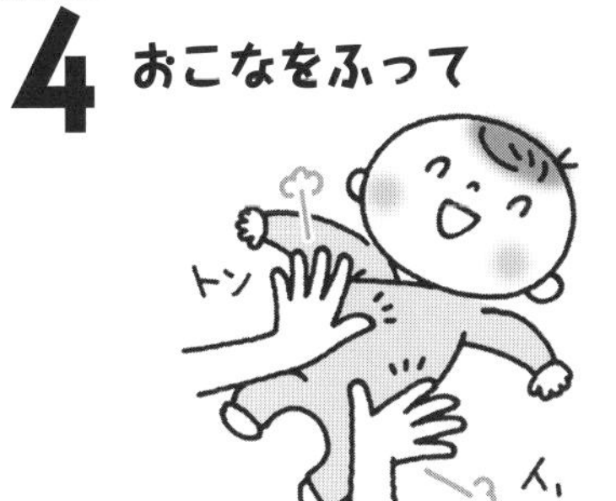

粉をふるように、赤ちゃんの体をてのひらで軽くタッチしていきます。上から下へ手を移動させてもいいですし、あちらこちらをランダムにタッチしてもＯＫです。

アレンジ

「のびのびののびのび」のときに、両手で赤ちゃんのおなかを上下にさする、赤ちゃんの胸に置いた手を足先までシュッとなでおろすことを数回繰り返すなどもおすすめです。赤ちゃんの反応を見ていろいろ試してみてください。

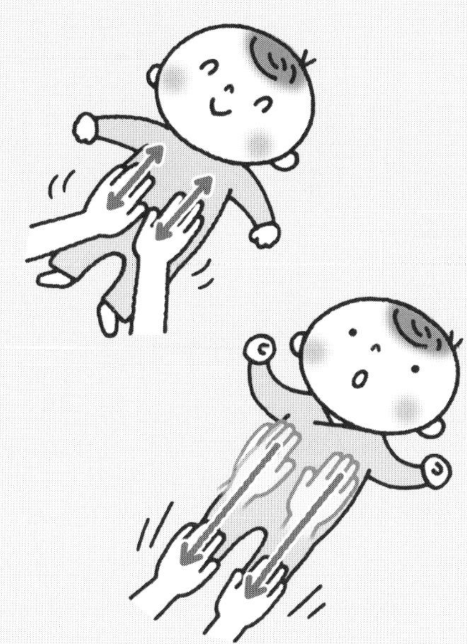

かわいいおもち

5 いちにのさんし

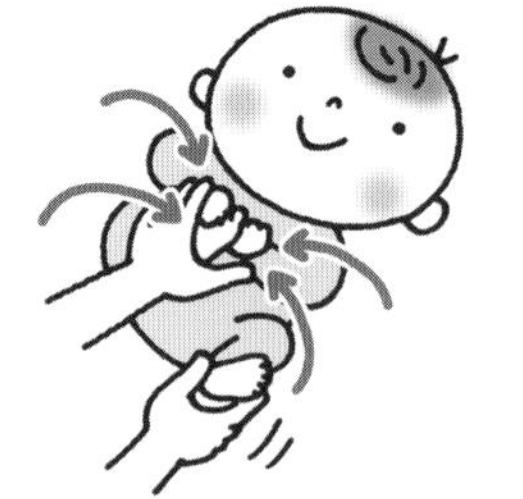

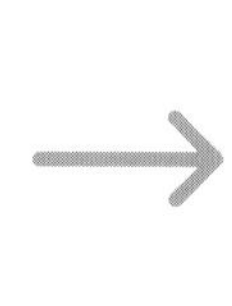

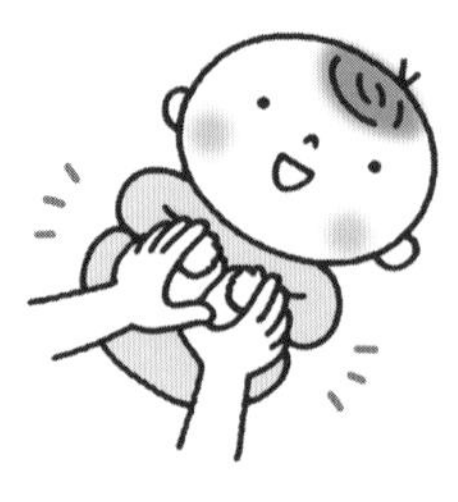

赤ちゃんの右手、左手、右足、左足を順番におなか周辺にのせていきます。ママ（パパ）の両手で赤ちゃんの手足を持ち、赤ちゃんを丸まった体勢にします。

6 ころころころころ まるめてまるめて かわいいおもちのできあがり

赤ちゃんの体を小さい円をえがくようにコロコロと動かします。

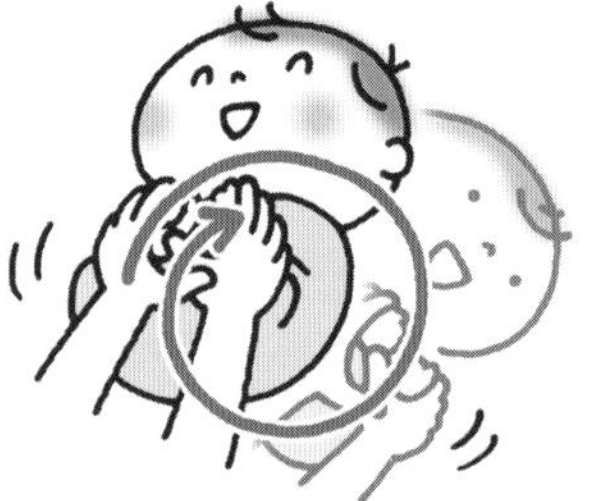

7 パクパクパク むしゃむしゃむしゃ

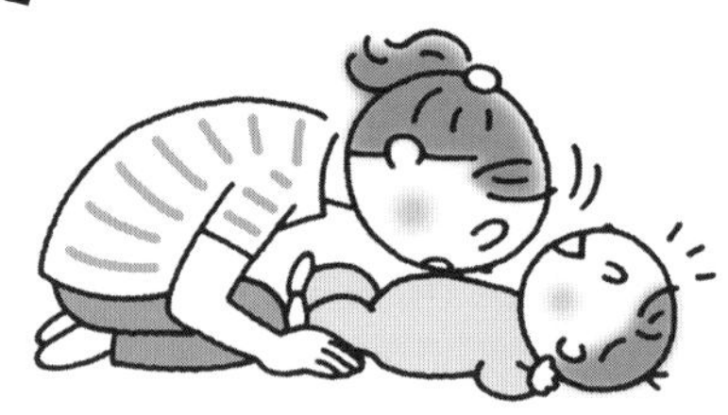

赤ちゃんの胸からおなかに顔を擦り付けて、食べるふりをします。

アレンジ

「パクパクパクむしゃむしゃむしゃ」のときに、おもちをつまんで食べるように、5本の指で赤ちゃんの肌を軽くつまんでもいいでしょう。

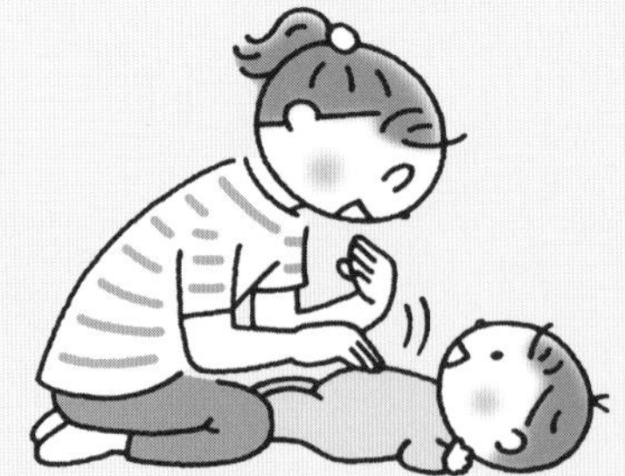

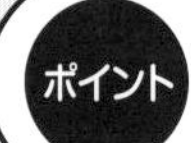

ポイント 赤ちゃんの大好きな擬音語、擬態語がたくさん使われている歌です。繰り返しの言葉に合わせて、くすぐられたり、つつかれたりすると、赤ちゃんはご機嫌に。月齢の進んだ赤ちゃんなら笑い声をあげて喜んでくれるでしょう。

言葉を促すためには、積極的な働きかけが必要

子どもは日常生活のなかで自然に言葉を吸収し、時期がくれば言葉を発する、と思っているママが多いようです。これは決して間違いではありませんが、現代の育児事情では「正しい」とも言い切れなくなってきました。

かつては大家族で暮らし、ママ（パパ）だけでなく祖父母などが赤ちゃんに語りかけていました。つまり言葉を学習する機会が多かったのです。しかし現代ではパパは帰りが遅く、祖父母は別居という家庭が増えました。ママ（パパ）の赤ちゃんへの語りかけは、とても大切な言葉の学習時間だと考えなくてはなりません。月齢や発達に応じて、意識して赤ちゃんに言葉かけをしましょう。

生後すぐから、赤ちゃんに顔を近づけて、「おはよう」「今日はお天気よ」とささやくように話しかけましょう。できれば、赤ちゃんの手足にふれ、声や笑い声を引き出すように働きかけます。

言葉の発達を促すためには、耳から聞かせるだけでなく、口元の動きを見せることも必要です。赤ちゃんの顔を見て、口を大きく動かし、言葉はゆっくり。名詞や動詞、主語、述語などの区切りをつけて優しく話しましょう。赤ちゃんの声を引き出す働きかけを繰り返し行っていると、早ければ生後２か月前後で、返事をするように「アウー」「オウー」「クウー」となん語を返すようになります。

（次ページへ続く）

次はコミュニケーション能力を伸ばす働きかけです。赤ちゃんに話しかけ、なん語の返事があったら、それに対して言葉を返してあげましょう。この言葉のやりとりは、赤ちゃんのなん語が始まったら、意識して行います。

生活の中で音楽を聞かせるのはとても良いことですが、言葉の発達を促すのにはあまり効果がありません。機械から流れる歌では口の動かし方、発声の方法がわからないからです。歌を歌ってあげると、相乗効果で言葉の発達を促します。『ぞうさん』などのゆっくりしたテンポの曲や、歌詞に母音の繰り返しの言葉が多い曲は、乳幼児の脳に言葉が残りやすくまねをしやすいのです。抱っこをしながらたくさん歌って聞かせてあげてください。

生後８か月に入ったら、赤ちゃんは言葉を発する訓練を自分で始めます。物をかんだり奇声をあげたりする行動がそれに当たります。奇声をあげたら、隣で童謡を歌ってあげましょう。赤ちゃんは奇声をやめて、歌う人の唇の動きをじっと見つめることでしょう。ものをかみ始めたら、安全性を確認してから、いろいろな素材のおもちゃを赤ちゃんに与えましょう。かむことで舌や口元を動かし、言葉の発達が促されます。

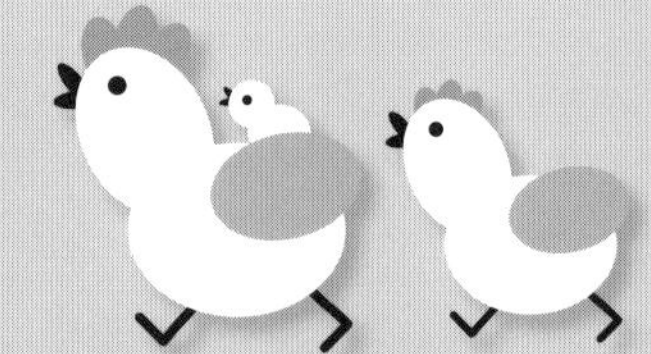

part 5

生後2か月前後からできる赤ちゃん体操

表情が豊かになる生後２か月ごろの赤ちゃん。
赤ちゃん体操をしてあげたら、声を出して喜んでくれるかもしれません。
part５では生後２か月前後から行える体操を取り上げます。

生後
2か月前後
から

⑭ ぴょん ぴょん ぴょん

ジャンプしているかのように赤ちゃんを上げ下ろしする体操です。
月齢が進むと、赤ちゃん自身が足を曲げ伸ばしするようになっていきます。

効果

言葉の発達

情緒の安定
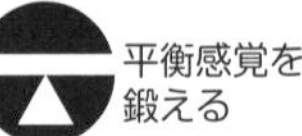
平衡感覚を鍛える
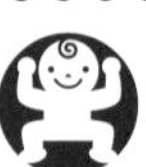
筋肉を鍛える（体幹・下半身）

五感への刺激（視・聴・嗅・触）

あそび方

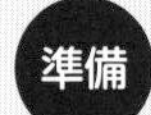

準備　ママ（パパ）は床に座り、赤ちゃんのわき腹を抱えるように持ちます。

1 かえるさんだ　ぴょん
かえるさんだ　ぴょん

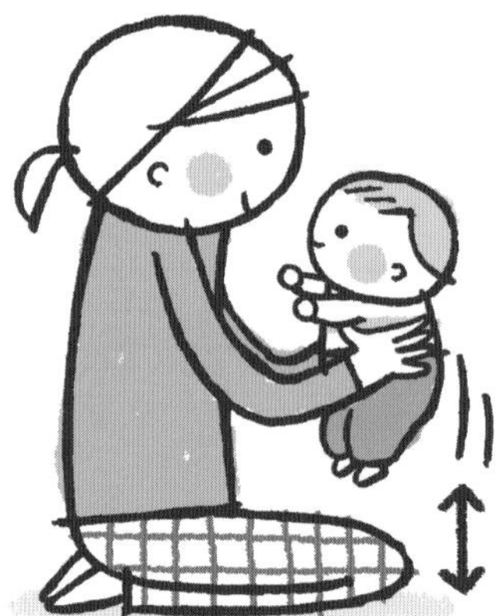

赤ちゃんがぴょんと跳ねているかのように、少し持ち上げます。歌に合わせて２回繰り返します。

2 カンガルーだ　ぴょーん
カンガルーだ　ぴょーん

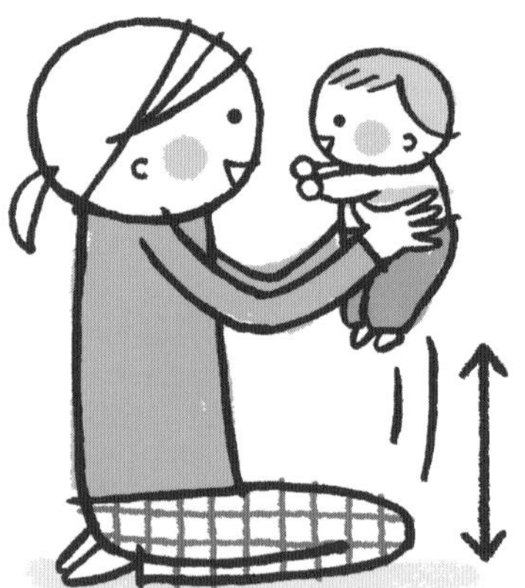

赤ちゃんを**1**より高めに持ち上げます。歌に合わせて２回繰り返します。

C
F
C
かえるさんだ ぴょん かえるさんだ ぴょん カンガルー だ ぴょーん
F
C
F
G7
C
カンガルー だ ぴょーん ゆうちゃんだ ぴょー ん ぴょん ぴょん ぴょん

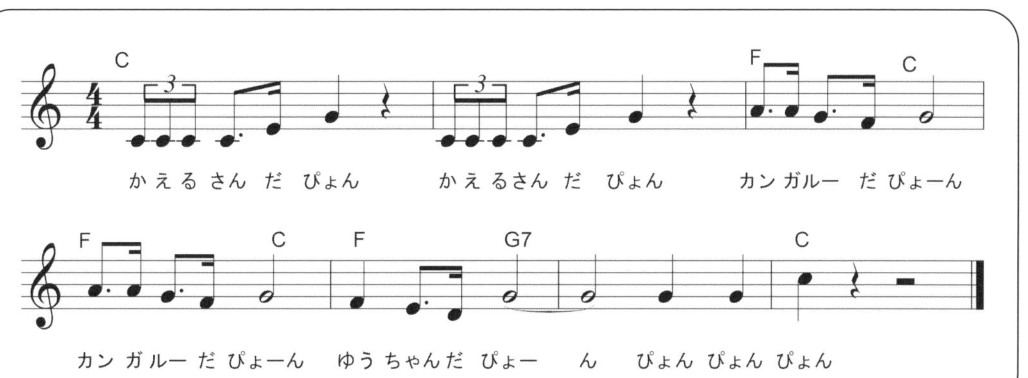

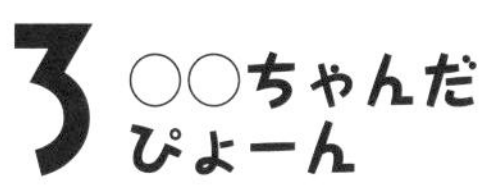

3 ○○ちゃんだ ぴょーん

腕を伸ばして、赤ちゃんを「高い高い」します。

4 ぴょん ぴょん

赤ちゃんがぴょんと跳ねているかのように、少し持ち上げます。歌に合わせて素早く2回繰り返します。

5 ぴょん

腕を伸ばして赤ちゃんを「高い高い」します。

アレンジ

生後6か月前後からは、1、2を中腰で行って、3から立ち上がって「高い高い」をしましょう。その際、できたら赤ちゃんから一瞬手を放してみましょう。赤ちゃんの表情を見ながら、小さな動きから試していきます。

生後8か月前後になると、ジャンプするふりをする体操で、赤ちゃん自身が足を曲げ伸ばしするようになります。赤ちゃんが笑顔なら、「高い高い」も空中に浮くようにダイナミックに行うといいでしょう。

なお、もっとも体幹を鍛えるのは、手は離さずに、赤ちゃんを水平になるまで持ち上げる「高い高い」です。生後2か月前後の赤ちゃんから行うことができます。うつぶせの体勢で持ち上げる場合は、頭や首を支える必要はありません。可能であれば、赤ちゃんの様子を見ながらチャレンジしてみましょう。

ポイント

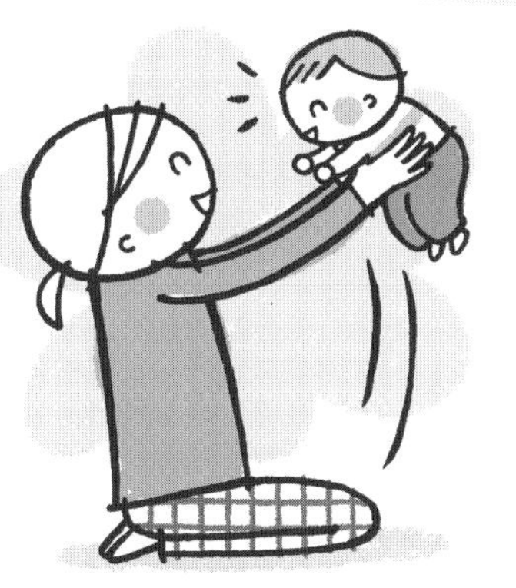

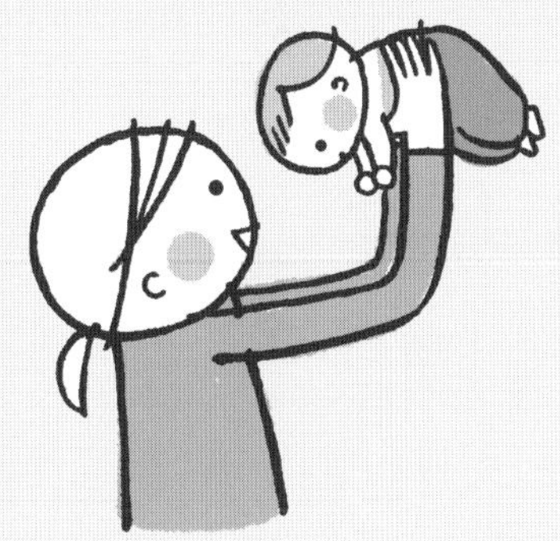

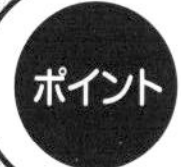

月齢が進むにつれて、赤ちゃんの表情を見ながら持ち上げる高さを高くしてゆきます。歌も赤ちゃんをびっくりさせないように最初は小さい声でゆっくりと歌い、徐々に普通の音量にしていきましょう。

※歌詞の○○ちゃんには、お子さんの名前を入れて歌ってください。
付属の音楽、楽譜では、ゆうちゃんになっています。

生後
2か月前後
から

⑮ よーい どん

音楽はこちら 

「親ばか体操」という別名のついたリズム体操です。
名前を呼びながら、赤ちゃんを走らせるふりをしてあそびましょう。

効果  言葉の発達  情緒の安定 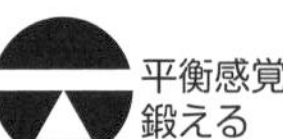 平衡感覚を鍛える 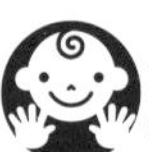 五感への刺激（視・聴・嗅・触・味） 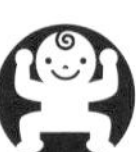 筋肉を鍛える（体幹・下半身）

あそび方

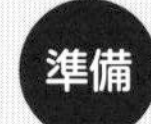

準備 あぐらを組んで座ります。

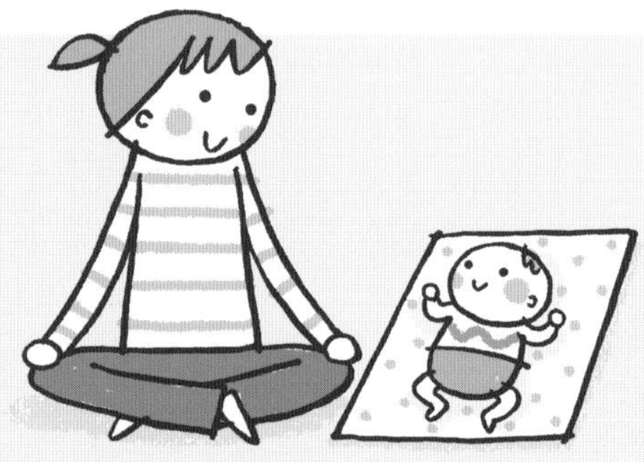

1 「親ばか体操始めま〜す」「○○ちゃん」

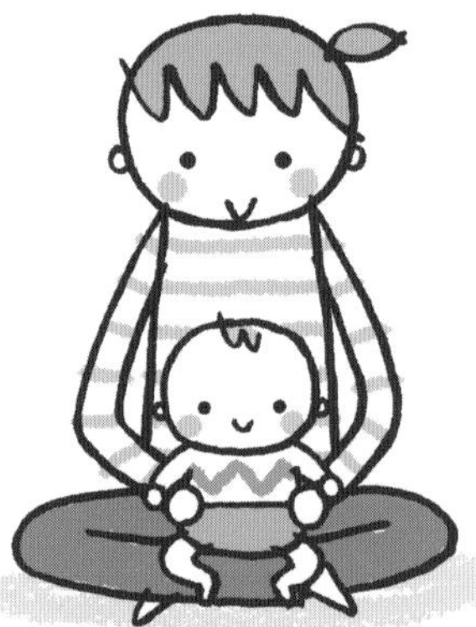

あぐらのなかに赤ちゃんを外向きに座らせます。赤ちゃんが前に倒れそうであれば、ママ（パパ）の背中を少し後ろに倒し、赤ちゃんを寄りかからせて支えます。

2 位置について よーいどん！

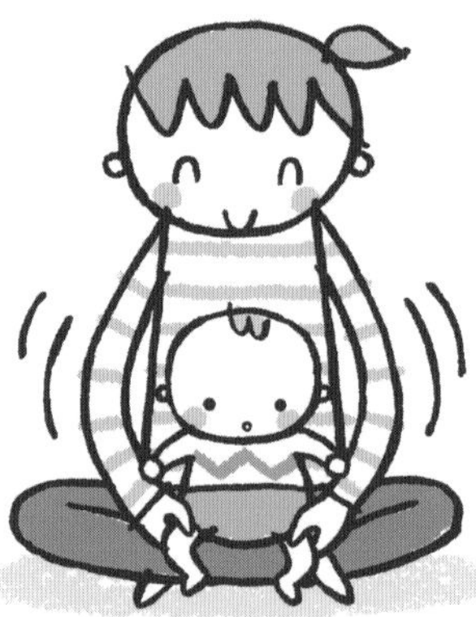

赤ちゃんのひざの上あたりを抱えるようにして持ちます。

※歌詞の○○ちゃんには、お子さんの名前を入れて歌ってください。
付属の音楽では、ゆうちゃんになっています。

「親ばか体操始めま〜す」「○○ちゃん」
位置について　よーいどん！
てけてけてけてけてけ　第1コーナー回ります。
てけてけてけてけてけ　第2コーナー回ります。
てけてけてけてけてけ　第3コーナー回ります。
てけてけてけてけてけ　おっ！　白いテープが見えてきました。
「一番！　○○ちゃんが一番です」拍手パチパチパチパチパチ
もしもし、おじいちゃん一番とったよ！
もしもし、おばあちゃん一番とったよ！　紅白まんじゅうパクパク

※この「よーいどん」は、楽譜はありません。

3 てけ てけ てけ てけ てけ

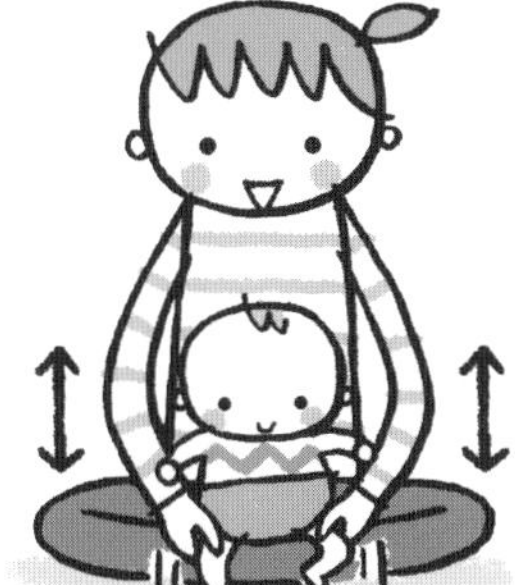

赤ちゃんの足の裏を床に当て、走っているかのように上下に動かします。足の裏が床につかなくてもよいです。体を左右に傾けるだけでも効果は期待できます。

4 第1コーナー回ります。

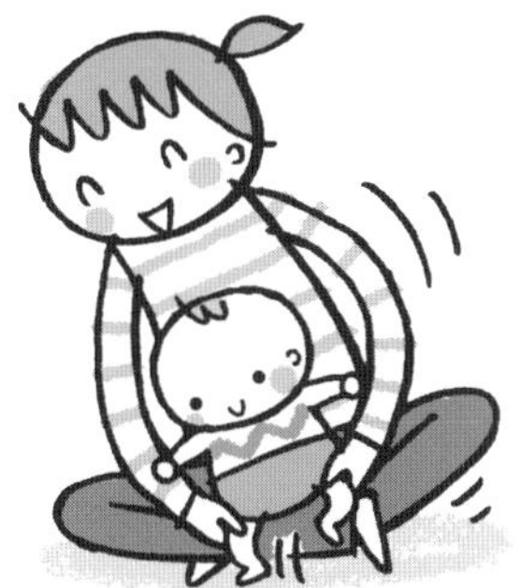

左のひざを少し浮かせ、体を右に傾けて、ママ（パパ）の体ごと赤ちゃんを揺らします。

5 てけ てけ てけ てけ てけ

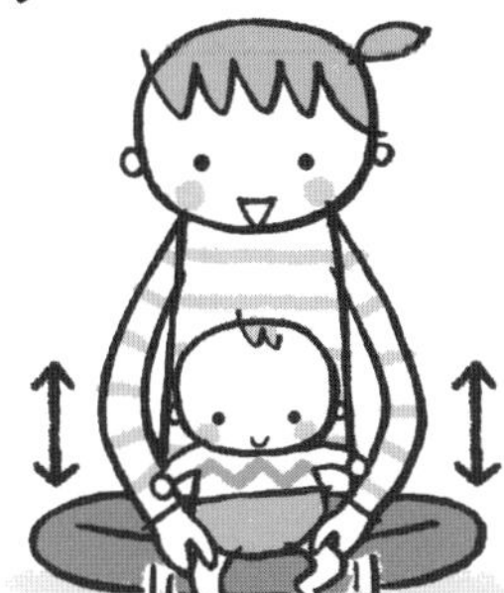

赤ちゃんの足の裏を床に当て、走っているかのように上下に動かします。

6 第2コーナー回ります。

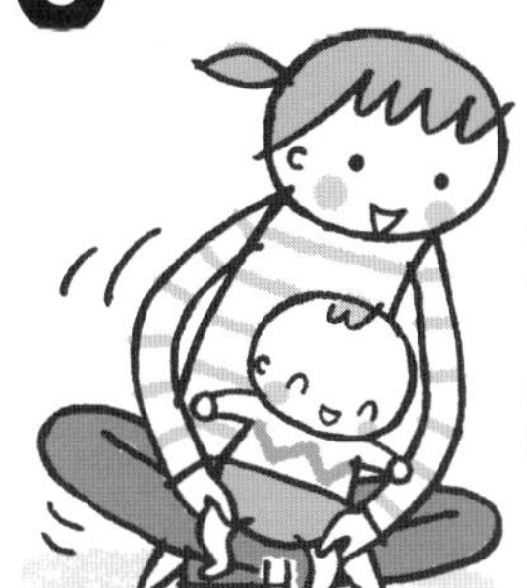

右のひざを少し浮かせ、体を左に傾けて、ママ（パパ）の体ごと赤ちゃんを揺らします。

よーい どん

7 てけ てけ てけ てけ てけ

赤ちゃんの足の裏を床に当て、走っているかのように上下に動かします。

8 第3コーナー回ります。

左のひざを少し浮かせ、体を右に傾けて、ママ（パパ）の体ごと赤ちゃんを揺らします。

9 てけ てけ てけ てけ てけ

赤ちゃんの足の裏を床に当て、走っているかのように上下に動かします。

10 おっ！白いテープが見えてきました。「一番！　〇〇ちゃんが一番です」

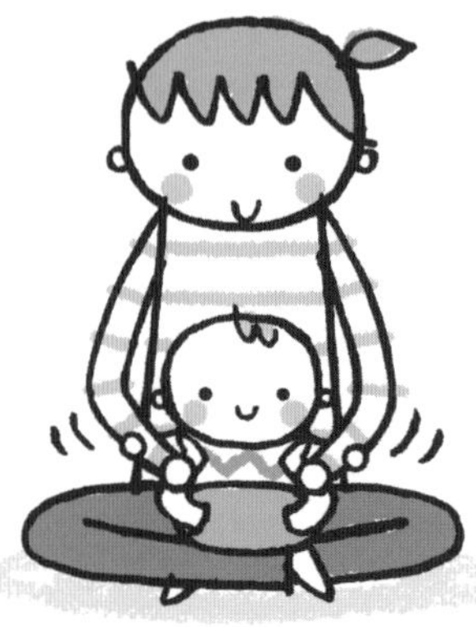

赤ちゃんの足首を軽く持ちます。

11 拍手パチパチパチパチパチ

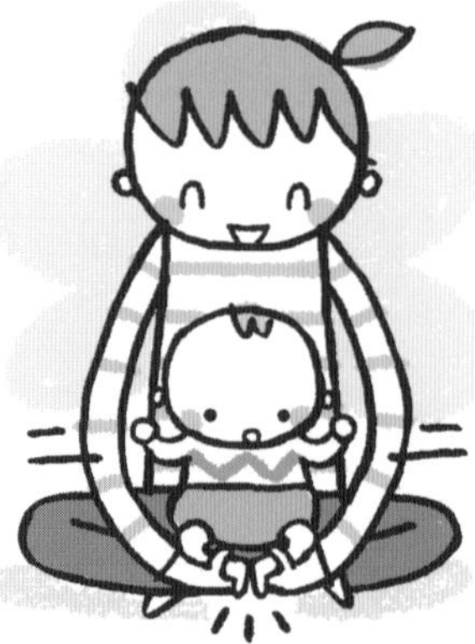

赤ちゃんの両足の裏を合わせて拍手します。

12 もしもし、おじいちゃん一番とったよ！

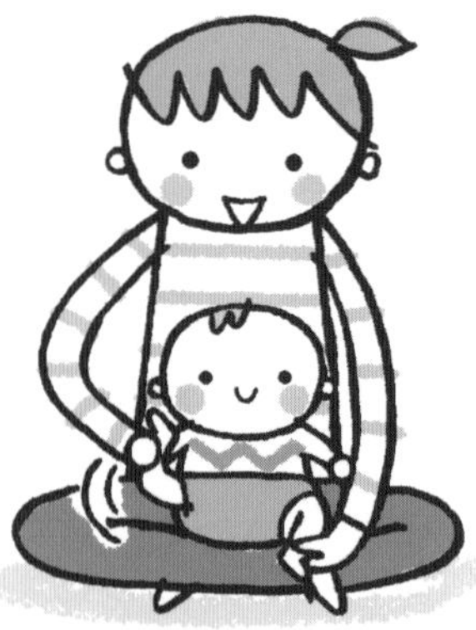

赤ちゃんの右足を電話器に見立て、赤ちゃんの右の耳元付近に持っていきます。

13 もしもし、おばあちゃん一番とったよ！

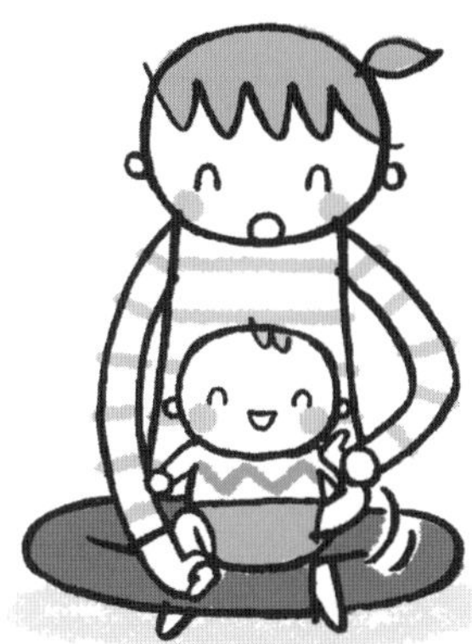

赤ちゃんの左足を電話器に見立て、赤ちゃんの左の耳元付近に持っていきます。

14 紅白まんじゅうパクパク

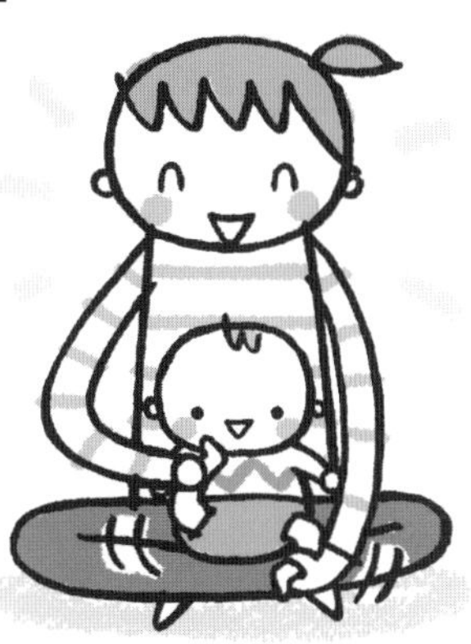

赤ちゃんの右足、左足と交互に赤ちゃんの口元に持っていきます。

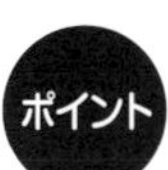

足を動かす体操では、赤ちゃんの股関節に無理な負担がかからないようにします。赤ちゃん本来の足の形（下半身の「M」の字）を損なわないように軽く太ももやふくらはぎを持ちましょう。赤ちゃんの足先を耳や口に持っていくときは、足がひし形を半分にした状態の「<」「>」の字の形になるように注意します。

乳児期は股関節が形成される大切な時期ですから、抱っこひもを使う際にも、左右均等に下半身が「M」の字をえがいているか確かめてくださいね。

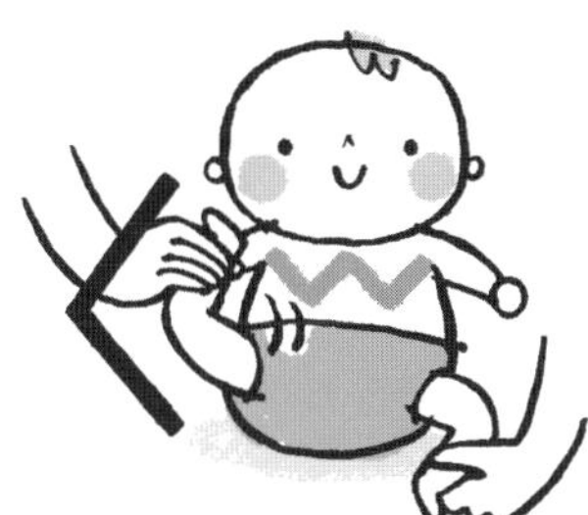

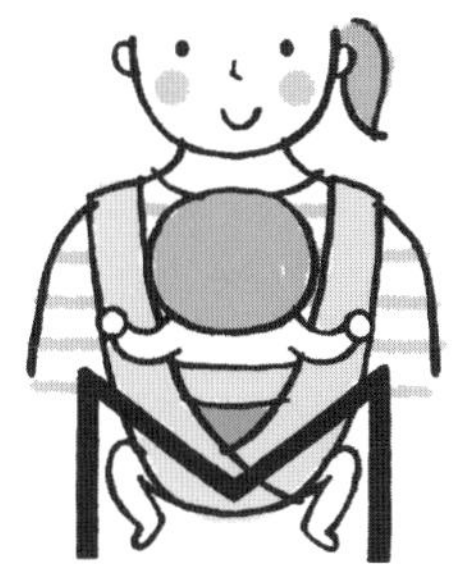

生後
2か月前後
から

⑯ キラキラ あおいうみ

音楽はこちら

ママ（パパ）のおひざを電車に見立てて、揺れを楽しむあそびです。
赤ちゃんの三半規管を刺激し体幹を鍛えることができます。

効果 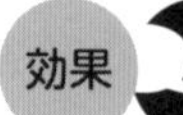 言葉の発達 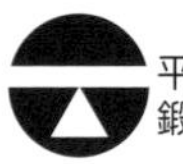 平衡感覚を鍛える 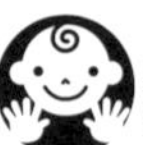 五感への刺激（視・聴・嗅・触）  筋肉を鍛える（体幹・腹筋）

あそび方

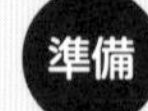

準備 ひざを立てて座り、赤ちゃんを向かい合わせに座らせます。このとき、ママ（パパ）のひざの上に赤ちゃんのひざの裏がくるようにします。両手で赤ちゃんのわきの下を包み込むように抱っこします。首が据わっていない赤ちゃんの場合は、人差し指から小指で赤ちゃんの頭から首を支えます。

1 はしれ はしれ ガタン ゴトン トンネルぬけて ガタン ゴトン

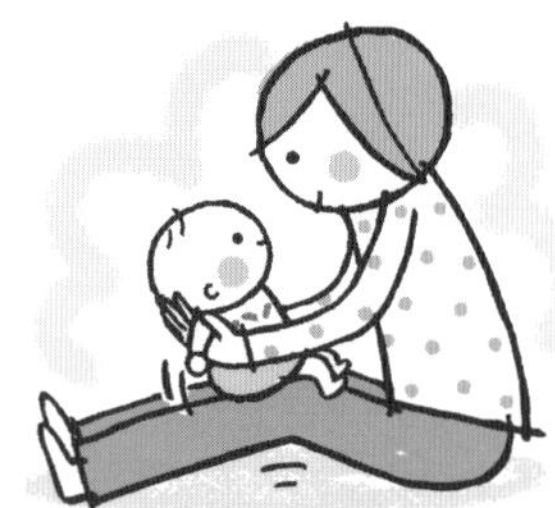

ひざを上下に動かし、赤ちゃんを優しく揺らします。

2 おっとっとっとっ まがりみち

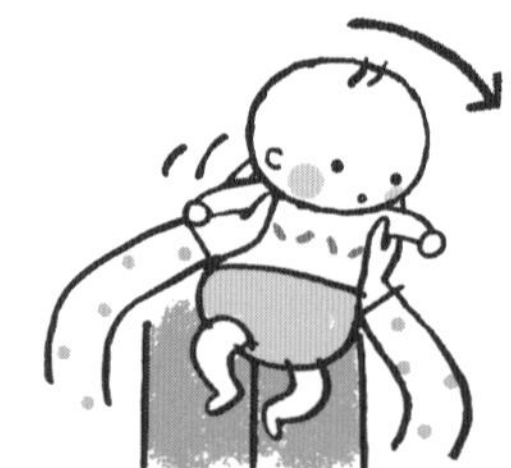

赤ちゃんの体を少し左に倒します。

3 おっとっとっとっ まがりみち

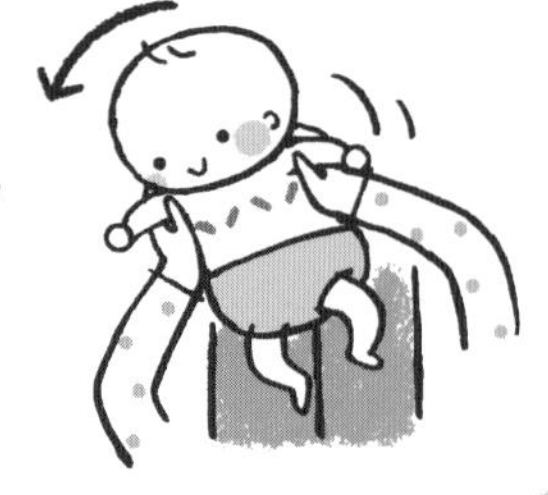

赤ちゃんの体を少し右に倒します。

4 どこへゆくの かな

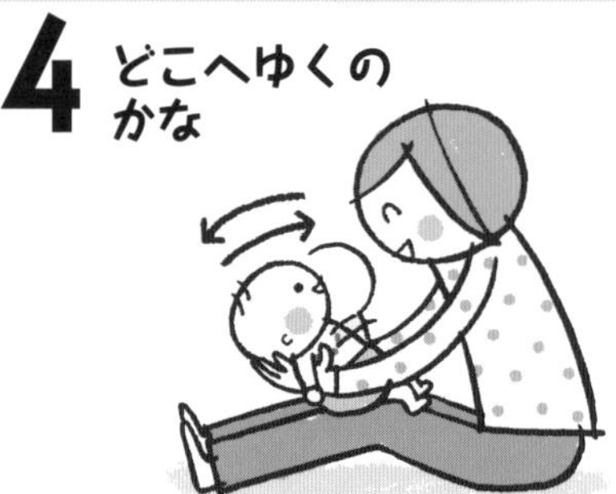

赤ちゃんを少し後方に倒し、元の位置に戻します。

5 キラキラ あおいうみ

2番でも**1**～**5**を繰り返します。

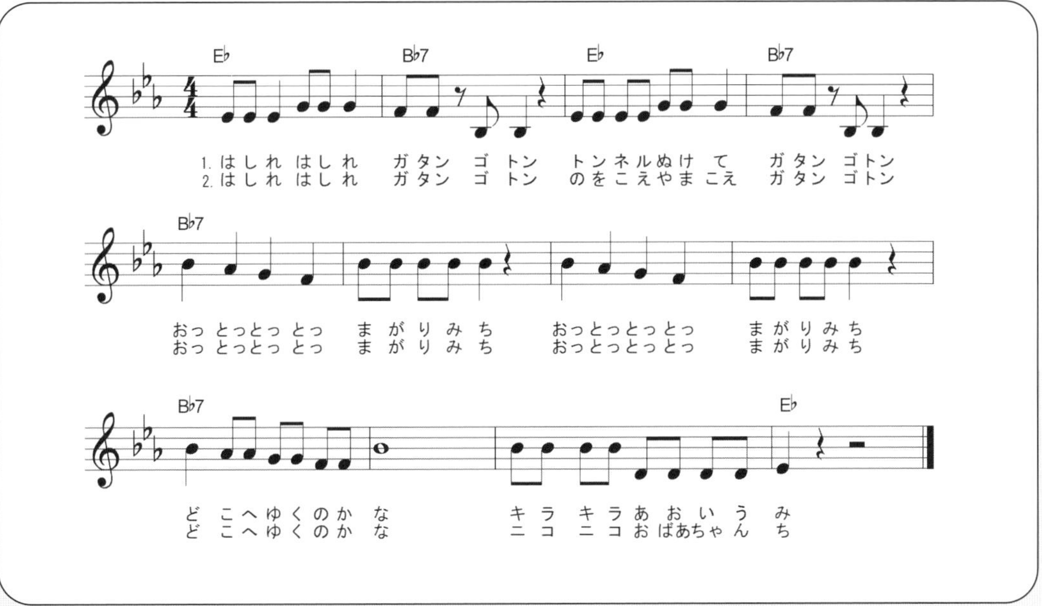

アレンジ

リズムあそびでもあるので、歌を速く歌ったり、ゆっくり歌ったりして、速さの違いも楽しみましょう。「キラキラあおいうみ」の歌詞は、「ドキドキゆうえんち」「ウキウキどうぶつえん」など自由にアレンジして楽しんでください。

赤ちゃんの首が据われば、指で頭から首を支える必要はなくなります。生後４か月前後からは、左右や後方に倒す幅を少し大きめにします。

また、この体操は力のあり余った生後８か月前後の赤ちゃんに見られる夜泣きや奇声への対策にもなります。１つひとつの動きがゆっくりであればあるほど、筋肉への負荷も大きくなるので、赤ちゃんの体をゆっくり倒し、動きもさらに大きくしましょう。このころになると左右に倒した瞬間、赤ちゃんは手を伸ばして床に体をぶつけないように自己防衛をします。

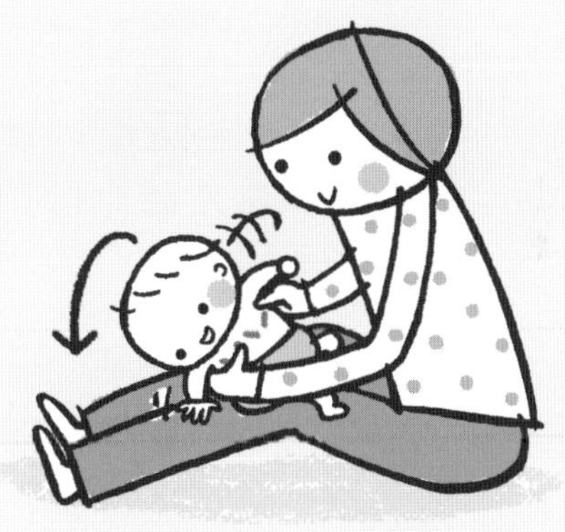

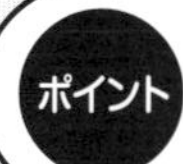

この体操は三半規官を刺激しバランス感覚を養います。体幹の筋肉も鍛えられますから、姿勢のいい子どもへと育ちます。たえず、良い揺らし（15 ページ参照）を意識して揺さぶられ症候群（15 ページ参照）を起こさないように注意して行いましょう。

子育てアドバイス ❹

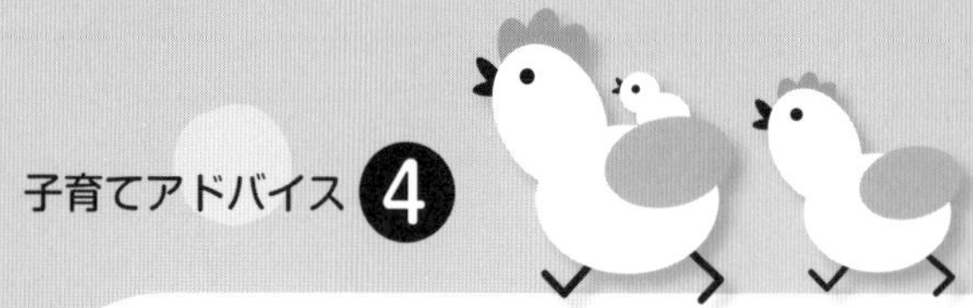

生まれながらにしてある赤ちゃんの気質

31 年間子育て支援をしていると、「赤ちゃんは生まれながらにして、それぞれの気質（タイプ）がある」とつくづく感じます。のんびりや、おこりんぼ、おおらか、頑固……etc.　抱っこのされ方にこだわりをもつ赤ちゃんもいます。こういう赤ちゃんは、自分が気に入らない抱っこだと泣いて怒ります。ママからすれば、「抱っこが嫌なの？」と戸惑ってしまいますよね。

このように、赤ちゃんの気質や個性は様々。とても育児書の通りにはいきません。育児書や子育て支援者の言葉に助けられることは多いでしょう。でも、その言葉どおりに育児をしようとしたところで、赤ちゃんは思うようにならず、苦しみや悩みを生み出すことがあります。

まずは赤ちゃんの気質を受け入れることから始めましょう。そうすればすべてが楽になっていきます。育児書や子育て支援者の言葉に合わせようと頑張る必要はなし。自分の心のバランスも考えながら、赤ちゃんとママとパパにとって最善の方法を見つけ出していきましょう。

育児は自分の生き方を反映するものでもあります。他の人と同じである必要はありません。みんなが同じ生き方、育て方ができなくて「当たり前」なのです。

part 6

赤ちゃんを健康にする&発達を促すマッサージ

この章では、赤ちゃんがリラックスできるマッサージをご紹介。
手足や耳にはたくさんのツボがあるといわれています。
優しい歌声に合わせて、たくさん触ってあげましょう。

※この章のイラストは、著者の川島智世先生が愛情を込めて描きおろしました。

音楽はこちら 

健康にする&
発達を促す
マッサージ

⑰ かわいいおみみ

耳のひだにはたくさんのツボがあります。赤ちゃんの目を見つめながら、笑顔で話しかけるように歌って、耳をマッサージしてあげましょう。

生後すぐ～

効果  言葉の発達  情緒の安定  五感への刺激（視・聴・嗅・触）

あそび方

準備 赤ちゃんをあお向けに寝かせます。

1

かわいいおみみね
ちょんちょんちょん
かわいいおみみね
ちょんちょんちょん
かわいいおみみね
ちょんちょんちょん

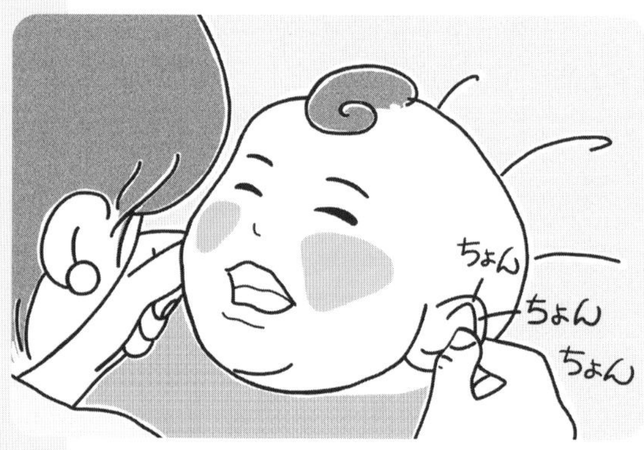

親指と人差し指で赤ちゃんの耳のひだをはさみ、上から下へ、下から上へと軽く指圧します。

2

ママですよ

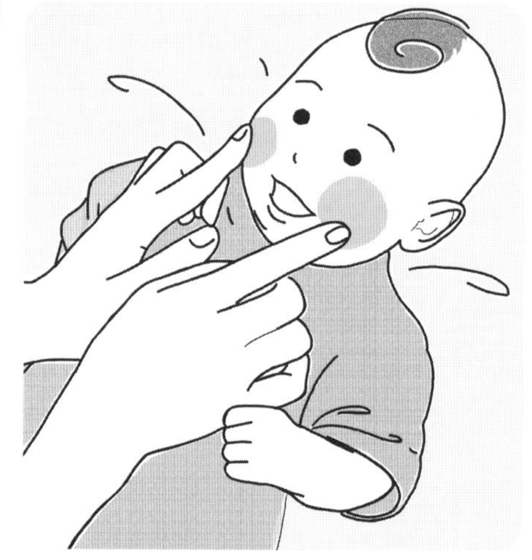

赤ちゃんのほおを人差し指でツンツンとつつきます。

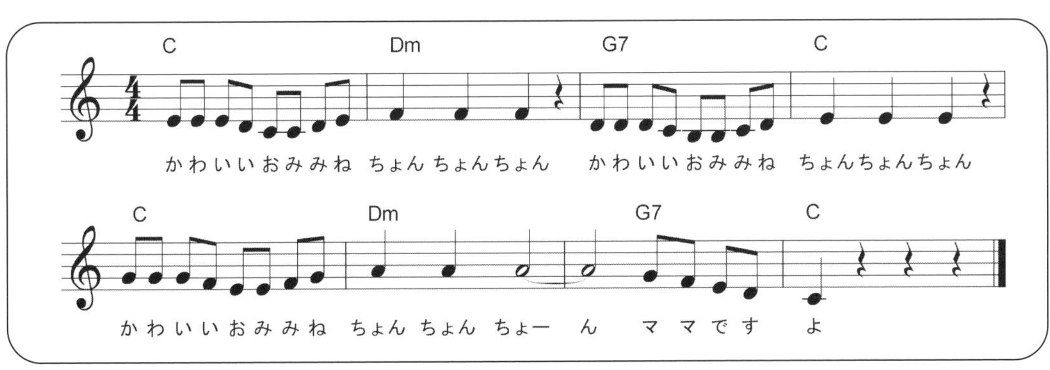

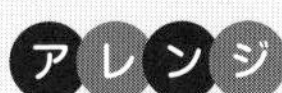

「ママですよ」のところで、ほおずりやほおにチューするあそび方もおすすめです。3回歌い、1回めはほおをつつく、2回目はほおずり、3回目はほおにチューするといいでしょう。

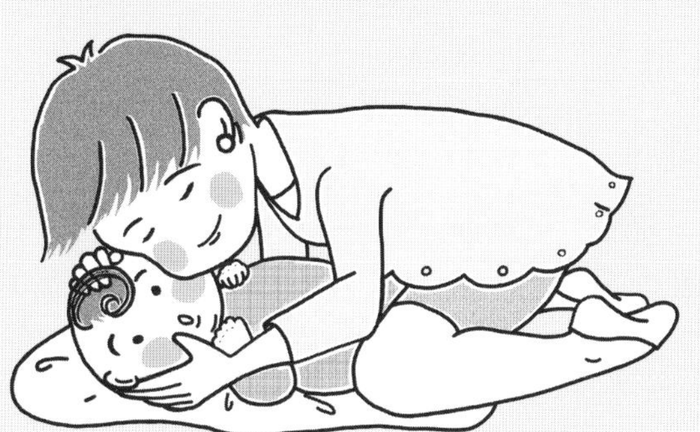

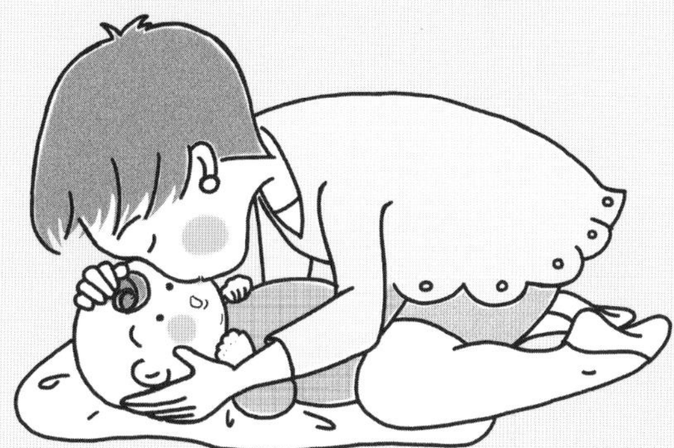

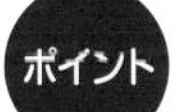

このマッサージは、産後すぐに赤ちゃんと添い寝しながら行うことができます。生まれて間もない赤ちゃんは、ぼんやりとですがママの顔が見えています。赤ちゃんの目を見つめて、「私がママですよ」という気持ちを込めて歌いましょう。

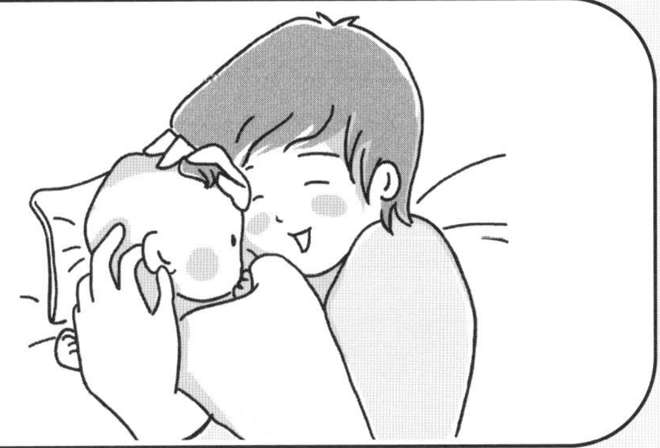

音楽はこちら

健康にする＆
発達を促す
マッサージ

⑱ ぐるぐるぷっちゅん

赤ちゃんの手足の指をマッサージすることで、脳を活性化し血液の循環を促します。笑顔で話しかけるように歌いましょう。

生後すぐ～

効果 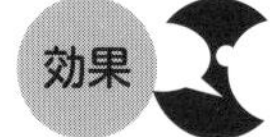 言葉の発達  情緒の安定 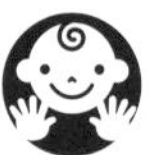 五感への刺激（視・聴・嗅・触）  血行の促進

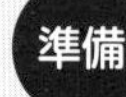

あそび方

準備 赤ちゃんをあお向けに寝かせます。一方の手で赤ちゃんの手首を支え、もう一方の手の親指と人差し指で、赤ちゃんの指の付け根を優しくつまみます。

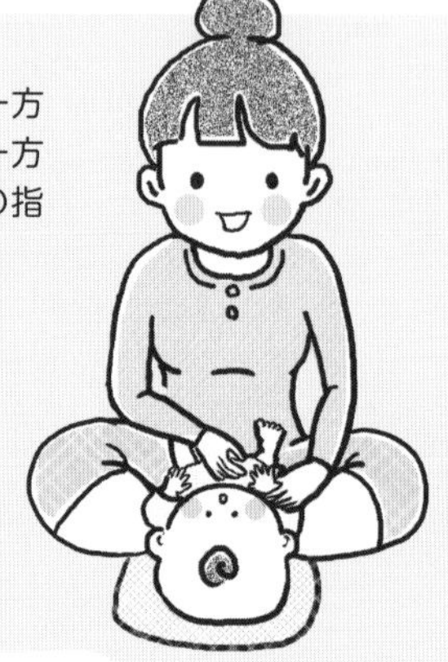

1 ぐるぐる

赤ちゃんの指を付け根から小さく回します。

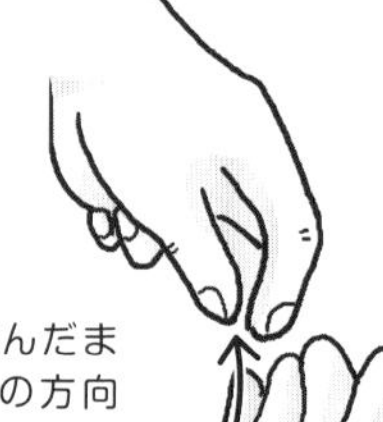

2 ぷっちゅん

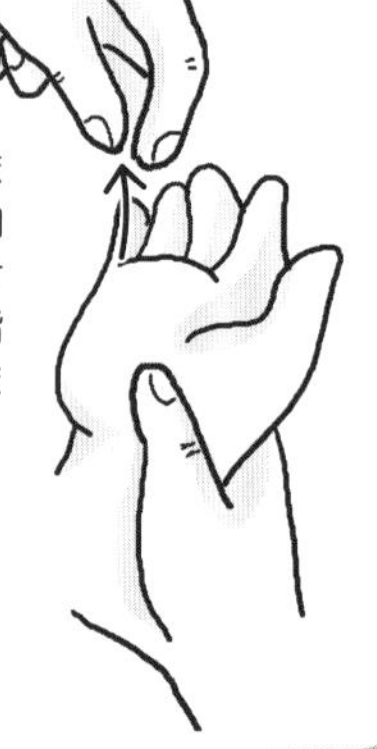

指をつまんだまま、指先の方向に手をすべらせます。最後は指から手を離します。

3

**ぐるぐるぷっちゅん
ぐるぐる
ぷっちゅんちゅん
ぐるぐるぷっちゅん
ぐるぐるぷっちゅん
ぐるぐる
ぷっちゅんちゅん**

すべての指で1と2を繰り返します。反対側の手も同様にマッサージします。

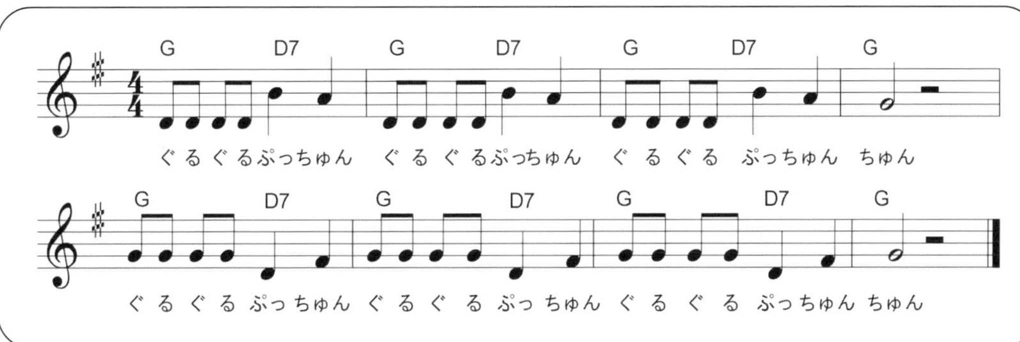

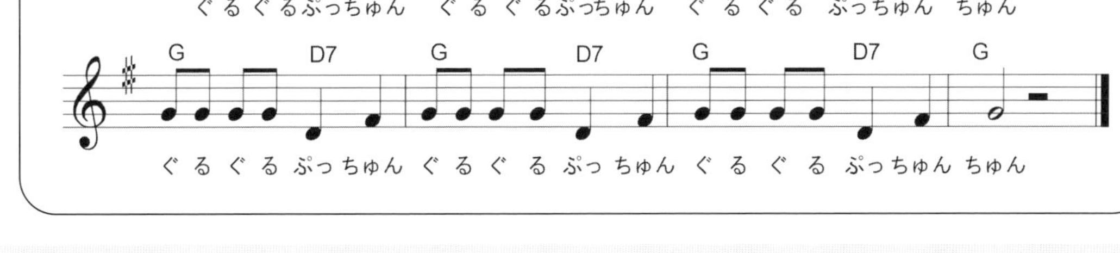

アレンジ

足の指も同じように、歌に合わせてマッサージするといいでしょう。

赤ちゃんを抱っこして、手足をマッサージしてあげるのもおすすめです。赤ちゃんはママやパパの匂いや感触を全身で感じることができます。

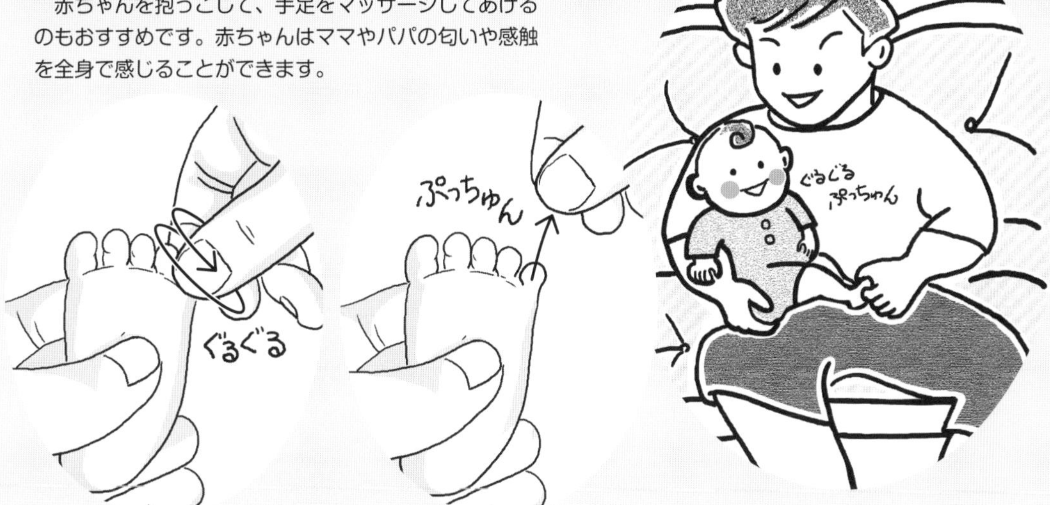

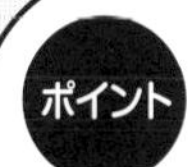

手足には脳や内臓に刺激を与えるたくさんのツボがあります。指を刺激すると脳が活性化するともいわれていますから、生後すぐから積極的にマッサージしてあげましょう。

赤ちゃんの指をぐるぐる回す際には、“指の付け根から小さく優しく”を心がけて。また、ついつい赤ちゃんの指ばかりを見てしまいがちになりますが、赤ちゃんの目を見ながら行うことも大切です。

健康にする＆
発達を促す
マッサージ

⑲ だれかな

音楽はこちら

足裏はたくさんのツボが集まっている部位です。赤ちゃんのころから足裏を刺激して、健康な体づくりに役立てましょう。

生後すぐ～

効果
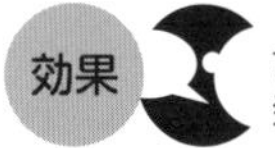
言葉の発達
五感への刺激（視・聴・嗅・触）

血行の促進
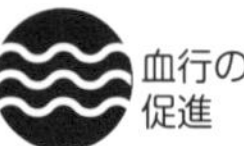
便秘の予防と改善

あそび方

準備　赤ちゃんをあお向けに寝かせます。

1 ピンポンピンポン だれかな

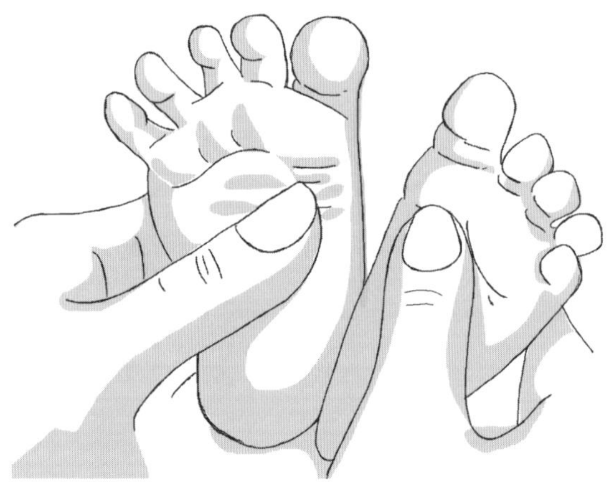

歌に合わせて、赤ちゃんの足の裏を指圧します。

2 おにいちゃんがただいま

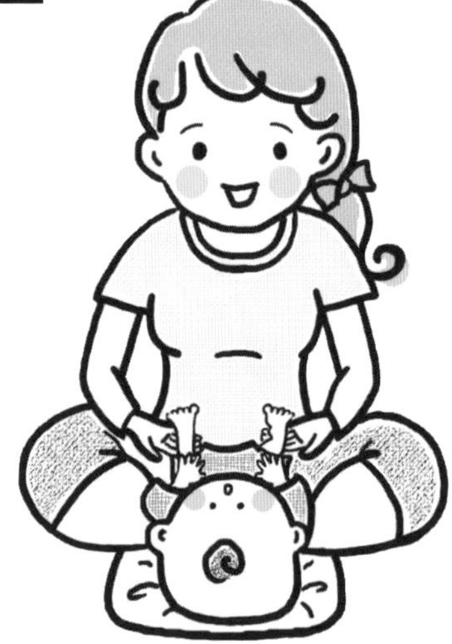

両手で赤ちゃんの両足の足首を軽く持ちます。２番と３番も歌に合わせて１と２を繰り返しましょう。

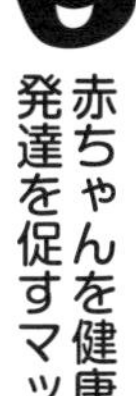

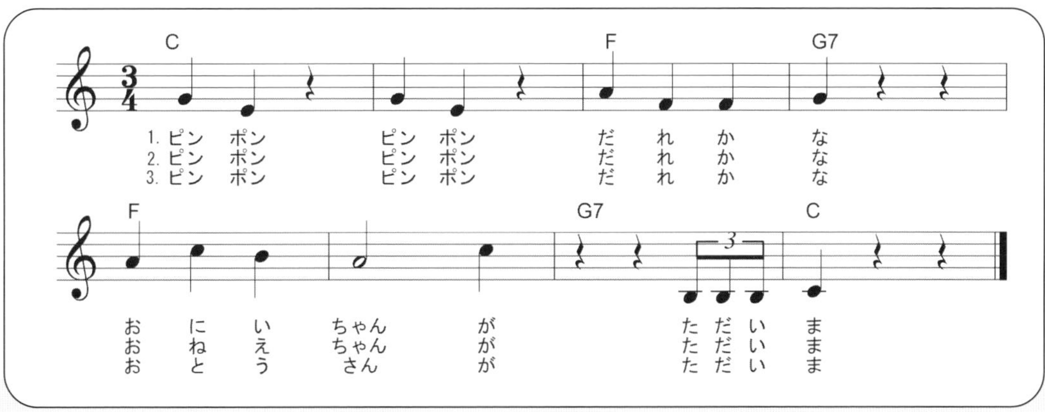

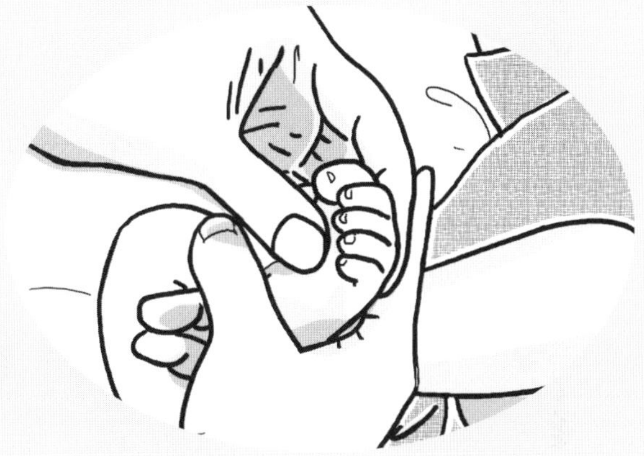

アレンジ

片手で赤ちゃんの片方の足を軽く持ち、もう一方の手で指圧しても構いません。「おにいちゃんがただいま」の歌詞を「おばあちゃんがおはよう」「ねこちゃんがこんにちは」など、自由にアレンジして楽しんでください。

ポイント

赤ちゃんの目を見て、笑顔で語りかけるように歌いましょう。足裏の指圧は大腸にもいい刺激を与えるので、便秘を予防、改善する効果も期待できます。血行を促す効果も高いため、赤ちゃんの足が冷えているな、と感じたときにもおすすめです。

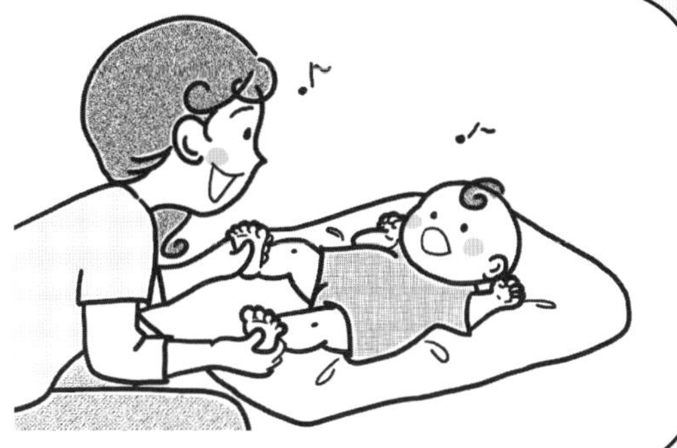

健康にする&
発達を促す
マッサージ

⑳ うんこちゃん

音楽はこちら

腸の運動を活発にするマッサージです。このマッサージで、「ウンチが出ました」という報告をよくいただきます。ぜひ試してみてください。

生後1か月前後～

効果

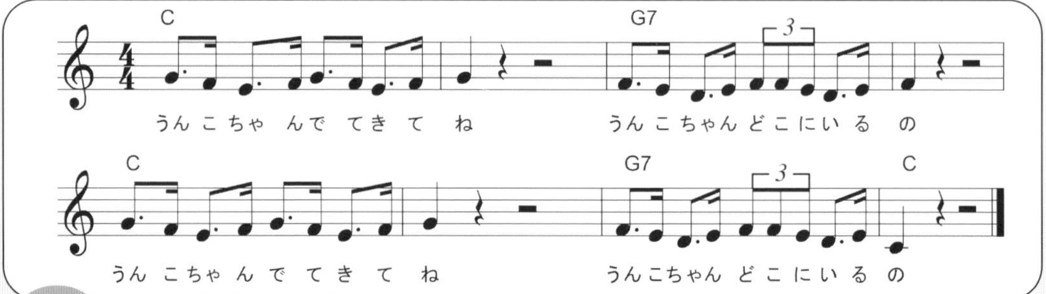

あそび方

準備

赤ちゃんをあお向けに寝かせます。片手を赤ちゃんのおへそに置きます。ママ（パパ）の手が冷たい場合は、温めてから行いましょう。

1

**うんこちゃんでてきてね
うんこちゃんどこにいるの
うんこちゃんでてきてね
うんこちゃんどこにいるの**

歌に合わせて、おへそを中心に「の」の字をかくように、てのひらをゆっくり回します。やや強めに刺激するといいでしょう。

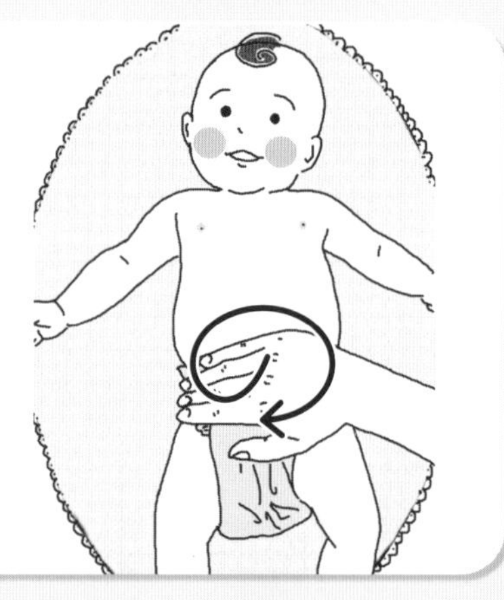

アレンジ

赤ちゃんが下痢をしているときにも、この歌でマッサージしてあげるといいでしょう。下痢の場合は、力は入れずに、ゆっくりとなでるようにマッサージします。温かい手を赤ちゃんのおなかにのせておくだけでもＯＫです。

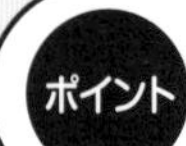

おへその周辺には腸の運動を整えるツボがいくつかあります。このマッサージにはそのツボを刺激する効果もあります。頑固な便秘のときはやや強めに、指が沈むぐらいの力で刺激するといいでしょう。

赤ちゃんの手足が冷たいのは、触ってもらいたい合図!?

あなたの大切な人の手足が冷たいときはどうしますか？　両手でこすったり、もんだりして温めてあげませんか？

赤ちゃんも同じです。赤ちゃんの手足が冷たいことはよくあります。これは「ママ！　パパ！　触って！」と脳が刺激を求めている合図ととらえましょう。ぜひママ（パパ）の両手で赤ちゃんの手足をこすったりもんだりして、温めてもらいたいのです。

一方で眠くなると赤ちゃんの手足はじわっと温かくなります。これは「もう触らないで。私（僕）寝るから」と合図しているかのようです。その場合は、手足を刺激するのを控えましょう。

手足への刺激は、赤ちゃんにとって必要不可欠といっても過言ではありません。「指先を刺激すると脳の刺激になる」「足の裏には全身のあらゆるツボがある」などと、よくいわれています。授乳中やオムツを交換したあと、抱っこしているときなどに、積極的に赤ちゃんの手足を触りましょう。血行がよくなるだけでなく、脳や内臓機能が刺激されて活性化していきます。

（次ページへ続く）

赤ちゃんの手足をママ（パパ）の手のひらで包むようにして触るのもよし。赤ちゃんの手のひらや足の裏を押すように触るもよし。赤ちゃんの手足の指先をつまんだり、グルグル回すのもよし。いろいろなやり方で赤ちゃんの手足に刺激を与えましょう。

指先や足先からその刺激が伝わると、脳の電流が次から次へと流れ、脳内がライトアップされていきます。もちろん、その際に触るだけでなく、笑顔で優しく言葉をかけることも大切です。

手足が冷たいからと、手袋と靴下でおおって温めるのは、脳を活性化させるチャンスを逃しているようなものです。私がとても気になるのは、それに加えて泣き声がうるさいからとおしゃぶりをされた赤ちゃん。泣くことで赤ちゃんは胸筋を鍛え、肺活量を増やしていきます。声を出すことや泣くことは、貴重な運動であり発声練習なのです。

ですから、できるだけ家のなかでは手袋と靴下をはずし、手足を触ってあげましょう。泣いたときはおしゃぶりで口封じする前に泣く理由を探しましょう。理由がわからないときも、「ママ（パパ）が赤ちゃんの泣き声に慣れる練習」と考え、少しだけ赤ちゃんに付き合ってあげてくださいね。

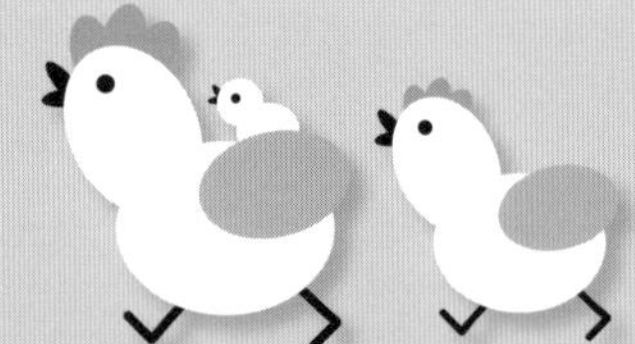

part 7

お悩み解消！おすすめ体操

「なかなか寝返りしない」「はいはいできない」、
そんな悩みを解消する赤ちゃん体操を紹介します。
便秘を解消する体操もあるので、困ったときには LET' S TRY！

音楽はこちら 

お悩み解消! おすすめ体操

21 べんぴの体操はじめましょう

赤ちゃんの便秘改善のためには、適度な運動が欠かせません。この体操をしただけで、赤ちゃんはプーップーッとおならをすることもあります。

生後1か月前後〜

効果  筋肉を鍛える（腹筋）  便秘の予防と改善 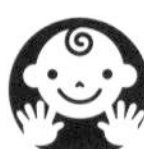 五感への刺激（視・聴・嗅・触）

あそび方

準備 赤ちゃんをあお向けに寝かせます。

1 べんぴのたいそう はじめましょう

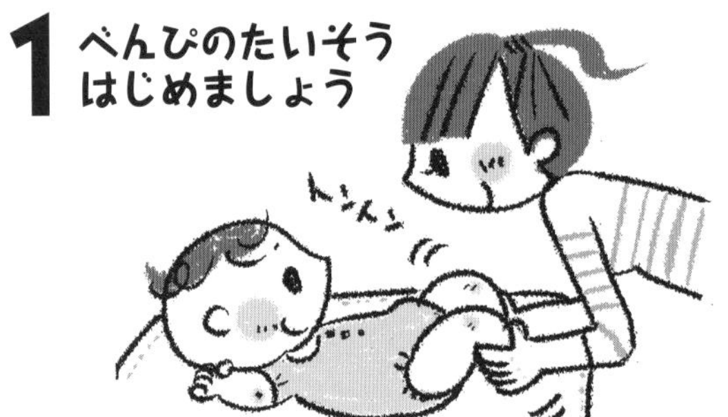

赤ちゃんの両足を軽く持ち、上下にトントンと動かして今から体操することを伝えます。

2 かるくあたまをささえてね

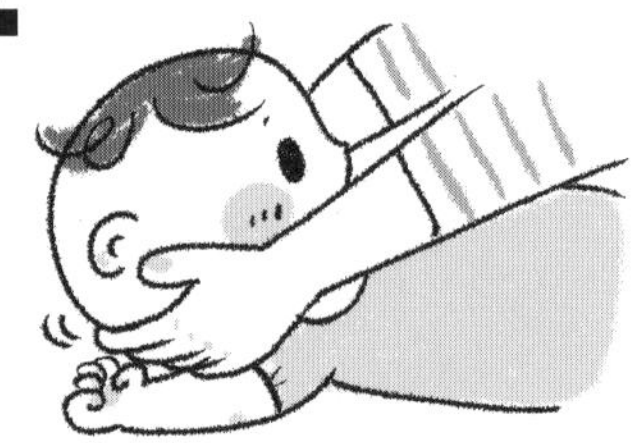

両手で赤ちゃんの後頭部から首にかけての部分を支えます。

3 いち にの さんの しの ごの ろくの

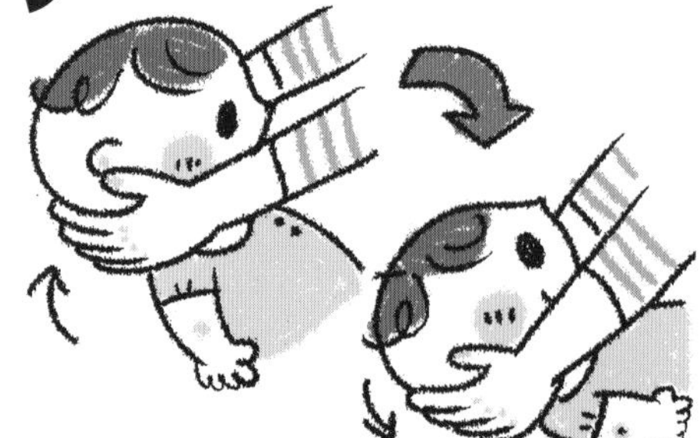

赤ちゃんの上半身を起こし、寝た状態に戻すことを6回繰り返します。

4 オッケー

赤ちゃんを元の体勢に戻し、手を離します。

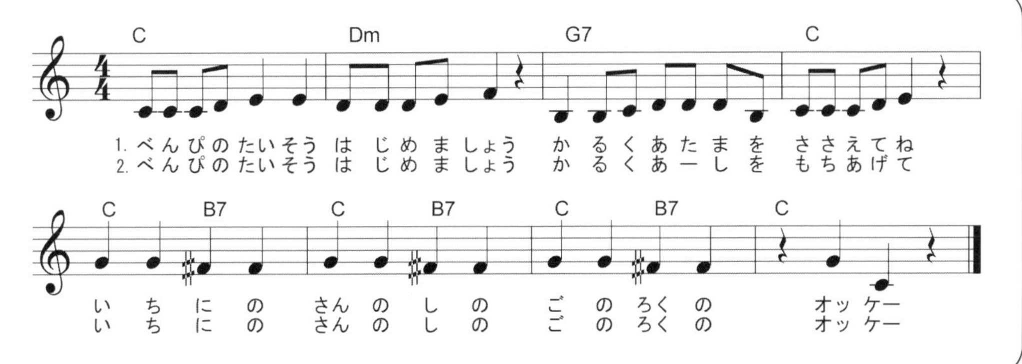

5 べんぴのたいそう はじめましょう

赤ちゃんの両足を軽く持ち、上下にトントンと動かして今から体操することを伝えます。

6 かるくあしをもちあげて

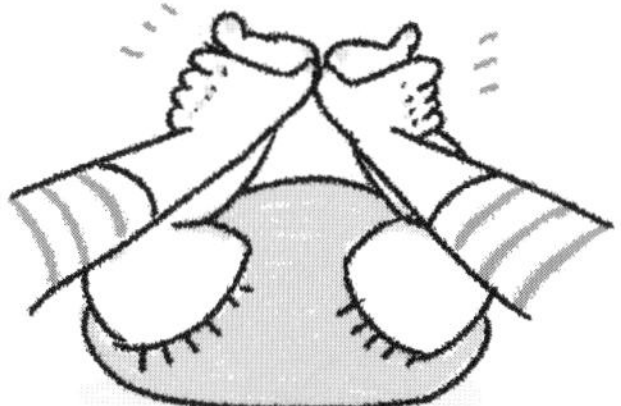

両手で赤ちゃんの足を軽く持ちます。このとき、ママ（パパ）の両手の親指を合わせて、親指と人差し指の間に赤ちゃんのかかとをひっかけ、足首を包むようにします。

7 いち にの さんの しの ごの ろくの

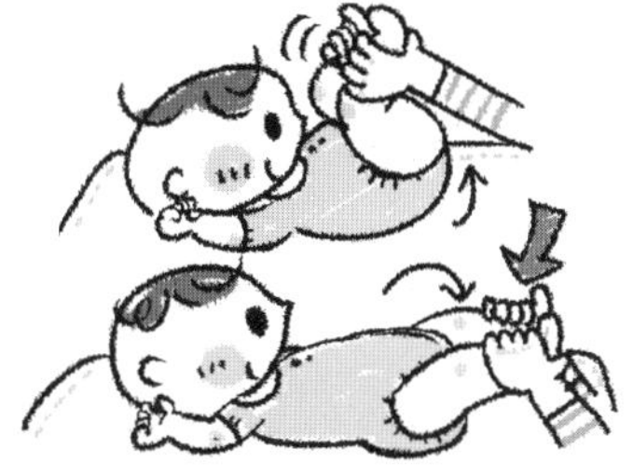

赤ちゃんの足を顔に近づけて、戻すことを交互に繰り返します。

8 オッケー

赤ちゃんを元の体勢に戻し、手を離します。

ポイント

腹筋を動かし、腸を刺激する体操です。**7**で、赤ちゃんの足を押し上げる際には、赤ちゃん本来の足の形である下半身の「M」の字を崩さないように十分注意しましょう。押し上げたときに足がひし形になっていれば大丈夫です。69ページのポイントも参考にしてください。

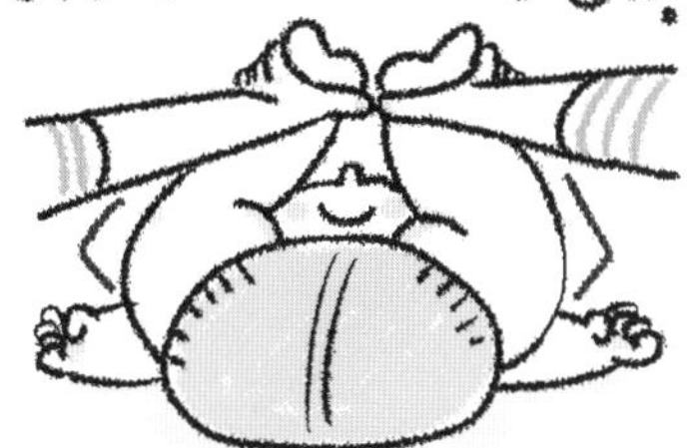

音楽はこちら 

お悩み解消! おすすめ体操

22 ねがえり体操はじめましょう

寝返りするためには、背筋や腹筋、下半身の筋肉など、ほぼ全身の筋肉を使います。歌に合わせて赤ちゃんの筋肉を鍛え、寝返りを促しましょう。

生後２か月前後〜

効果  筋肉を鍛える（全身） 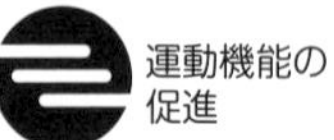 運動機能の促進  五感への刺激（視･聴･嗅･触）

あそび方

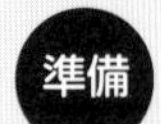 赤ちゃんをあお向けに寝かせます。

1 ねがえりたいそう はじめましょう

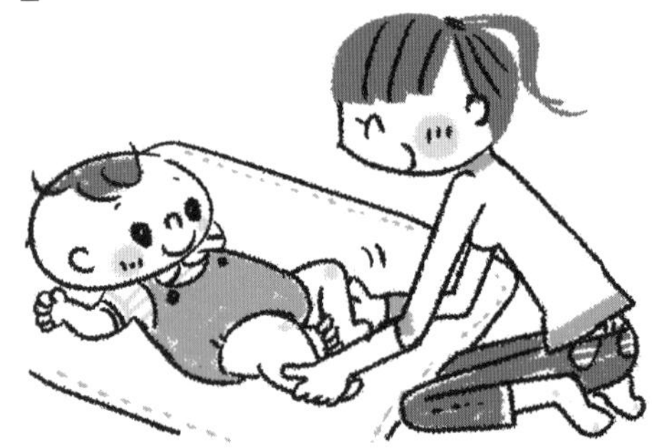

赤ちゃんの両足のふくらはぎを軽く持ち、上下にトントンと動かして今から体操することを伝えます。

2 かるく みぎあしを

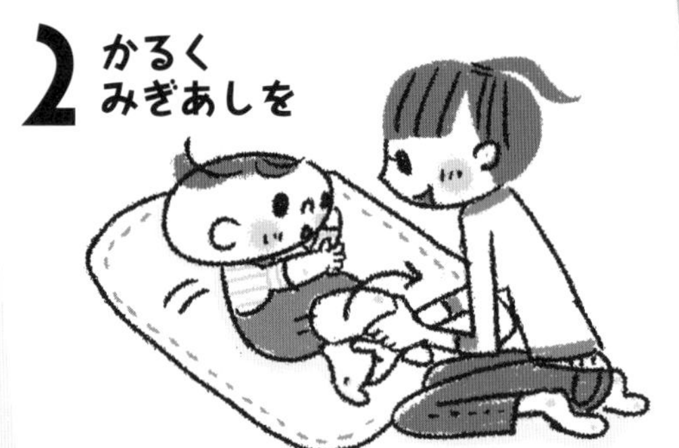

赤ちゃんの右足のふくらはぎを軽く持ち、左足にのせるように交差させます。

3 もってね

右足を床につけます。

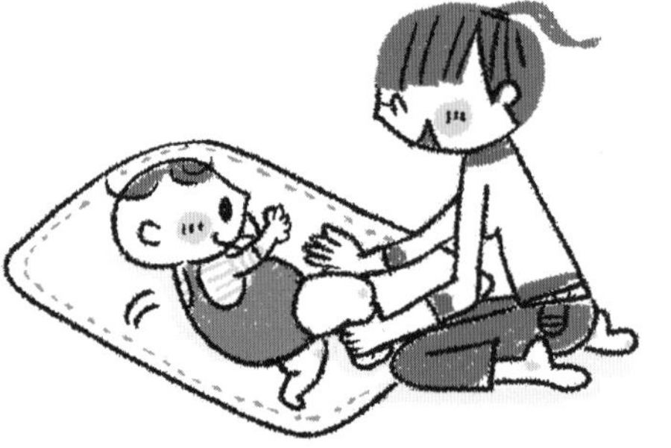

C Dm G7 C
1. ねがえりたいそう はじめましょう かるくみぎあしを もってね
2. ねがえりたいそう はじめましょう かるくひだりあしを もってね
C B7 C B7 C B7 C
いちにの さんのしの ごのろくの オッケー
いちにの さんのしの ごのろくの オッケー

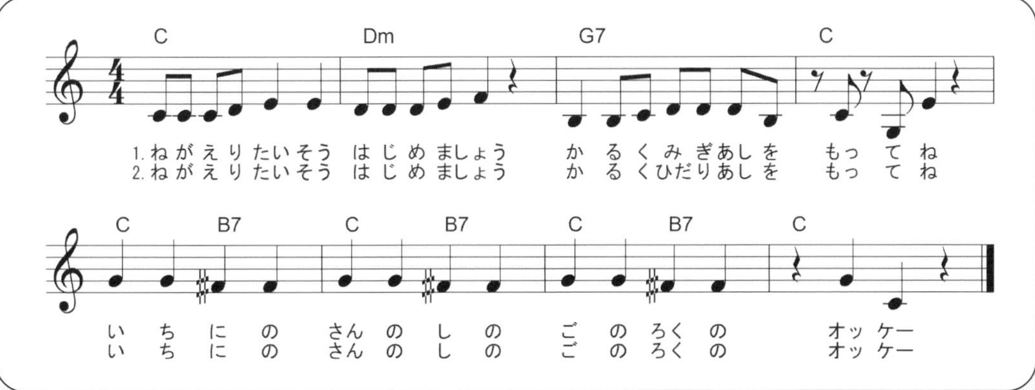

4 いちにの さんの しの ごの ろくの

3の体勢をキープします。

5 オッケー

赤ちゃんを元の体勢に戻し、手を離します。

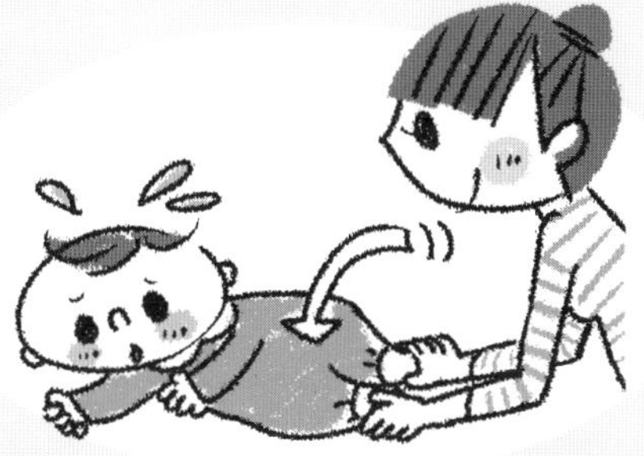

アレンジ

２番では、左足を右足にのせるように交差させて、1から5を繰り返します。

また、歌に合わせた体操ではありませんが、簡単に寝返りができるようになったら、今度は赤ちゃんが寝返りしようとした瞬間に両足を軽く押さえてみましょう。寝返りしたくてもできない状況にすることで、全身の筋肉や運動機能をさらに促進する効果が得られます。赤ちゃんの様子を見ながら試してみてください。

ポイント

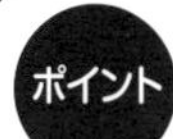

86ページの2の動きをすると、寝返り直前の体勢となります。すると自然にお腹から背中に力が入るので、その体勢を数秒間キープすることで寝返りに必要な筋力をアップすることができます。自力で寝返りしようとする赤ちゃんの力を伸ばすようにサポートしてあげましょう。あともう一歩で自力で寝返りをうてそうに見えたら、手を伸ばせば届く所に遊具をおくとつかんで触りたいという赤ちゃんの思いから自力寝返りにつながるでしょう。

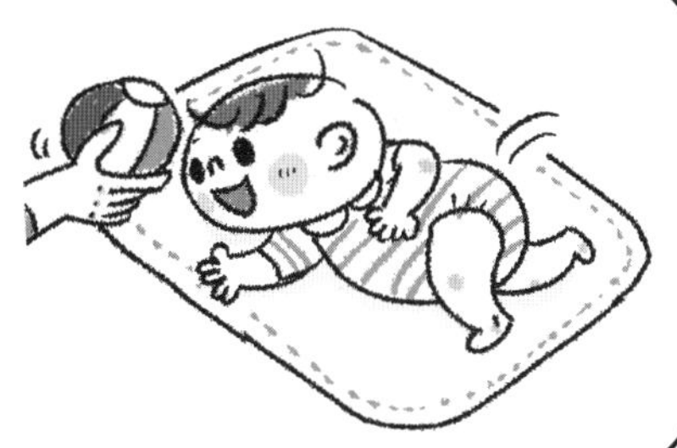

音楽はこちら 

お悩み解消!おすすめ体操

㉓ たかばい体操はじめましょう

全身の筋肉を鍛える体操です。１番は腹ばいからよつんばいのはいはいへの移行を促し、２番ではたかばいに必要な筋肉を鍛えます。

生後8か月前後〜

効果  筋肉を鍛える（全身） 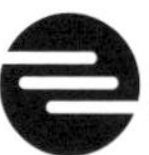 運動機能の促進  五感への刺激（視・聴・嗅・触）

あそび方

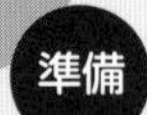

準備 赤ちゃんに合った体操を行うために、赤ちゃんの筋力を確認します。

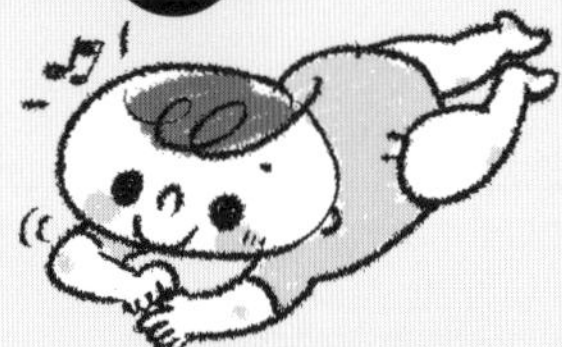

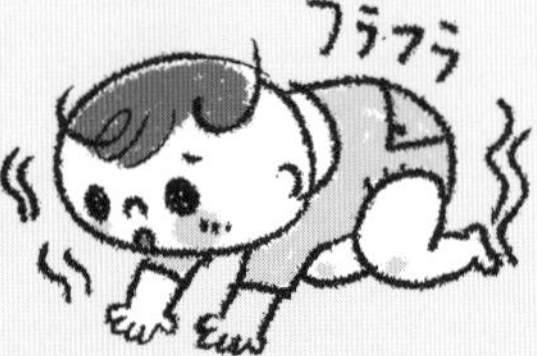

□腹ばいならできる、一瞬ならよつんばいのはいはいの体勢がとれる。

→1 番の体操（88 ページ）を行いましょう。

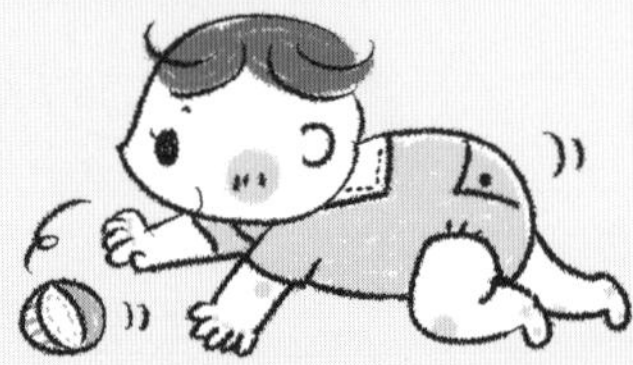

□よつんばいのはいはいで移動できる。

→２番の体操（89 ページ）を行いましょう。

生後 8 か月前後〜

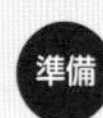 準備 赤ちゃんを腹ばいの体勢にします。

1 たかばいたいそう はじめましょう

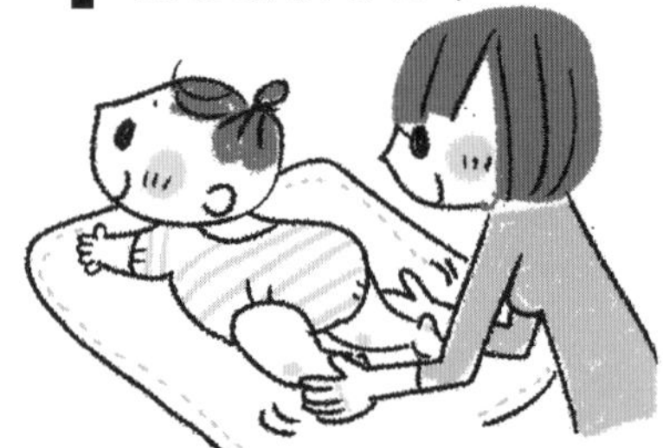

赤ちゃんの両足を軽く持ち、上下にトントン動かして、今から体操することを伝えます。

2 やさしくおなかをもちあげて

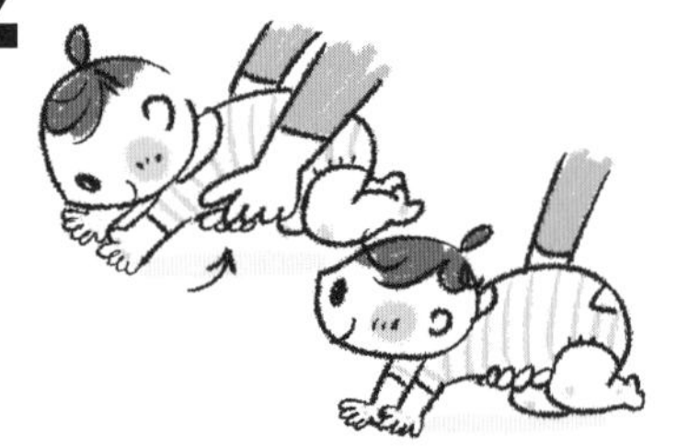

おなかの下に手を入れ、手足で体を支えている状態となるように上半身を持ち上げ、赤ちゃんをよつんばいのはいはいの体勢にします。このとき腹ばいの赤ちゃんは両手で、よつんばいのはいはいが少しでもできる赤ちゃんは片手で、上半身を持ち上げるといいでしょう。

3 いち にの さんの しの ごの ろくの

2の体勢をキープします。

4 オッケー

赤ちゃんを元の体勢に戻し、手を離します。

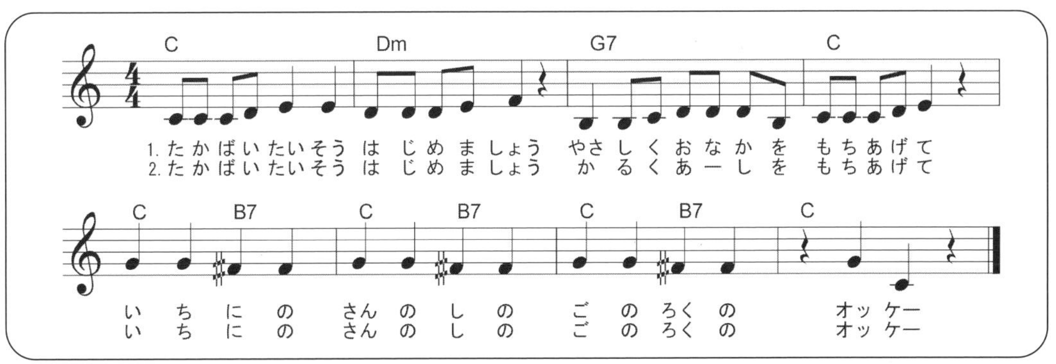

生後 10か月前後～

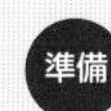

準備 赤ちゃんをよつんばいのはいはいの体勢にします。

1 たかばいたいそう はじめましょう

赤ちゃんの両足を軽く持ち、上下にトントン動かして、今から体操することを伝えます。

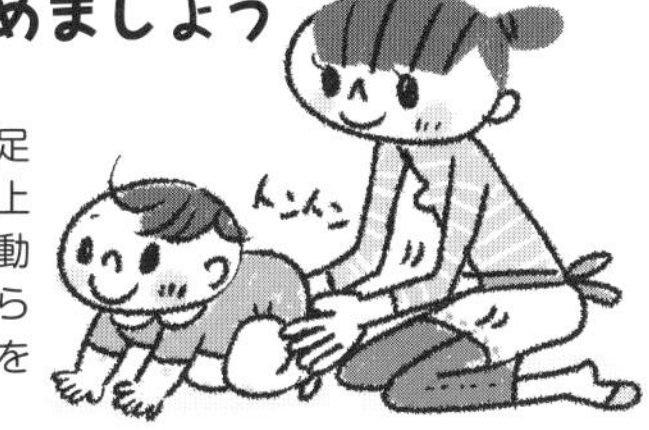

2 かるくあしをもちあげて

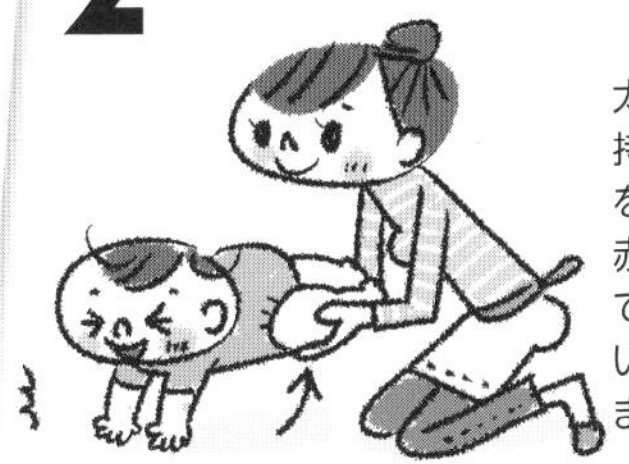

太ももを軽く持ち、下半身を持ち上げて、赤ちゃんが腕で体を支えている体勢にします。

3 いちにの さんの しのごの ろくの

2の体勢をキープします。

4 オッケー

赤ちゃんを元の体勢に戻し、手を離します。

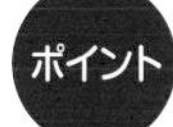

アレンジ

太ももからふくらはぎ、さらに足首と、支える場所を徐々に足先に近づけていくことで、筋肉を鍛える効果が高まります。赤ちゃんが笑顔であれば、太ももを支えていた手をふくらはぎ、さらには足首へと移動してみましょう。ただし無理は禁物。赤ちゃんの表情をよく観察しながら試してください。

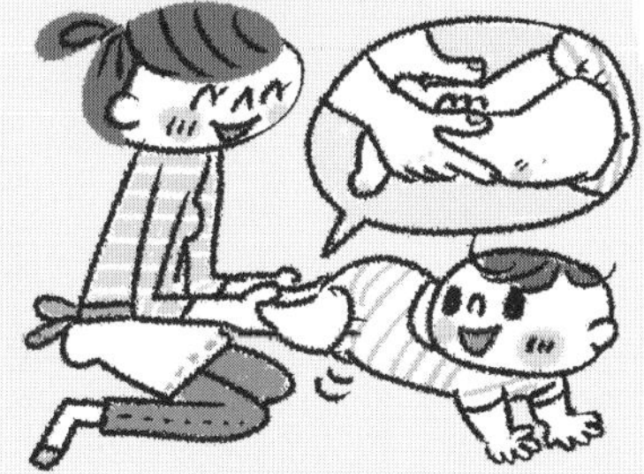

ポイント

1番では手足で体を支えることを赤ちゃんは学習します。2番ではたかばいだけでなく、頭や上半身を支えるのに必要な筋肉を鍛えます。これらの筋肉を鍛えることで、転んでも顔や額をぶつけにくくなります。生後8か月などの月齢は目安です。赤ちゃんに合わせて体操を選んでください。

腕の力が足りず、歌の最中に上半身が床についてしまう赤ちゃんもいます。けが防止のために、必ず顔の下にはタオルなどやわらかいものを敷きましょう。遊具や水などを入れて少し重くしたペットボトルを赤ちゃんに持たせるようにすると、腕や上半身の筋力がアップします。

Q&Aコーナー

～ママやパパからよく受ける質問にお答えします！～

Q1 ほおを自分の手でひっかき、傷をつけてしまいます。どうしてこんなことをするのでしょうか？

A1

生後1か月前後を過ぎるころから、赤ちゃんは指や握りこぶしを顔にぶつけ、ときにはひっかき傷をつくることがあります。これには次の3つの理由が考えられます。

①スキンケアが不十分

頭や耳のケアが不十分だとかゆみを感じ、手をその周辺に持っていくことがあります。脂漏性湿疹（しろうせい）（ふけのかたまり）、耳たぶのひだの汚れなどがあれば、石けんを泡立てしっかり洗いましょう。

②スキンケア法の間違い

赤ちゃんの皮膚は角質が薄いため、ガーゼで顔をこすって洗うと肌が赤く荒れてきます。この場合も痛みやかゆみから、手を顔にもっていきます。顔を洗うときは、石けんを泡立てその泡を転がすようにします。冷水かぬるま湯で石けん分を流し、タオルで押さえるようにして水分を拭き取り保湿しましょう。

③食べ物を口に運ぶ練習

食べる練習のために、赤ちゃんは本能的に口元に手を運びますが、最初はうまくできず、顔にぶつけたり、ひっかき傷をつくったりします。「パクパクパックンコ（52～53 ページ）」などのリズム体操で、手を口元に運ぶ練習をしましょう。

ひっかき傷をつくらないために、1週間に2度はつめ切りを。顔をかきむしるからと、赤ちゃんにミトンをつけるママもいますが、手をおおうのではなくこまめにつめを切るようにしましょう。赤ちゃんにとって指先を動かしたりマッサージをすることは、脳を活性化するためにとても重要です。

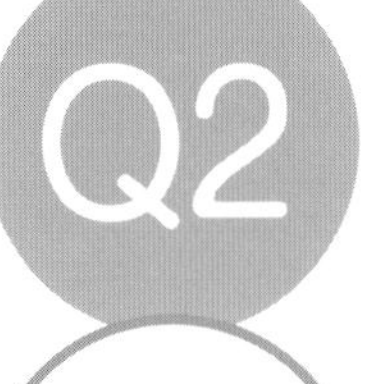

生後4か月ごろから、集中しておっぱいを飲まなくなりました。授乳を終えるタイミングがつかめません。

A2

生後4か月前後になると、一生懸命おっぱいを飲むのは最初の数分だけ。その後はあちらこちらを見てはまたおっぱいに戻る、という繰り返しになることがよくあります。これは、赤ちゃんが周囲の世界に関心をもつようになった証拠。光や音など目や耳に届いた情報を、その都度確認しているのです。

ゆとりがあるなら、きょろきょろしている赤ちゃんに少しだけお付き合いしてあげましょう。「だれかいたの？」「何が見えた？」と話しかけると、赤ちゃんはママの顔を見たり、なん語でお返事したりするかもしれません。赤ちゃんが反応したら「こっちを向いて、たくさん飲んでね」と話しかけましょう。赤ちゃんはまたおっぱいを吸うはずです。おっぱいを飲む集中力がなくなってきた、と感じたら「おしまいにしようね」と言って、授乳を終えるのもありです。

時間がないときは、集中して飲んでもらうために、静かな場所で授乳しましょう。赤ちゃんの目や耳に気になる刺激が入ってこないように、部屋の隅で壁に向かって授乳するのも1つの解決策です。

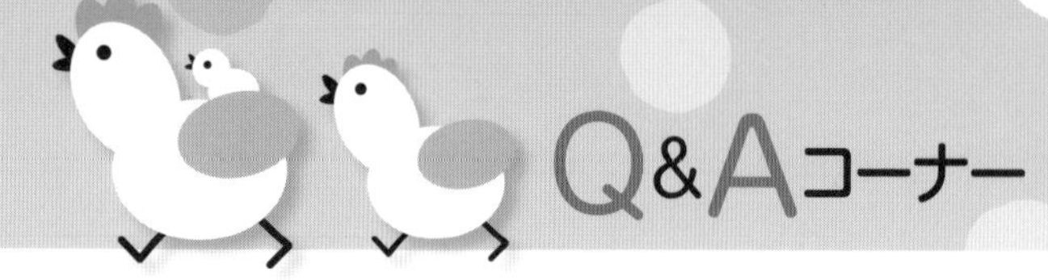

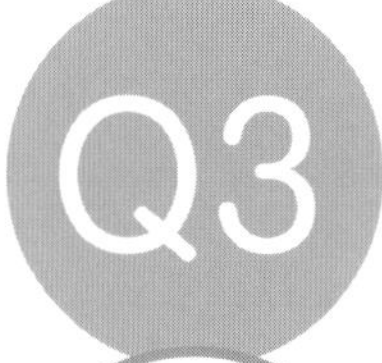

抱っこをするとすぐに反り返ります。抱っこされるのが嫌なのでしょうか？あまり抱っこしないほうがいいのでしょうか？

A3

抱っこすると反り返ったり、抱っこを嫌がったりする赤ちゃんは、時々います。まずママ（パパ）の手の位置、赤ちゃんの体の傾きなどいろいろ試して、赤ちゃんが気に入る抱っこの方法を探してみましょう。

皮膚の感覚が敏感であるゆえに、抱っこを嫌がる赤ちゃんもいます。わかりやすくいうと、皮膚の感覚を伝える神経の電流が必要以上に強く流れ、明々とライトがついてしまう状況です。電流が強すぎるため、赤ちゃんにとっては不快な刺激になってしまうのです。

この場合、嫌がるからといって、抱っこを控えるのはよくありません。電流の流れを正常にするために、むしろ積極的に抱っこする必要があります。

赤ちゃんが嫌がらない抱っこの方法を探すとともに、毎日、少しずつぎゅっと強く抱きしめる時間を増やしていきましょう。続けるうちに、抱っこされても嫌がらなくなり、反り返しも減ってきます。

赤ちゃんが楽しい気持ちでいるときに、強く抱きしめると特に効果的。「ぎゅっ ぎゅっ ぎゅっ（30～31ページ）」「ぐるぐる りんりん（43ページと44ページの上）」などのリズム体操を活用してください。

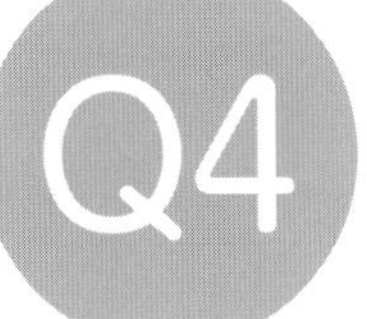

Q4 離乳食を開始したら便秘がちになってしまいました。いい対策があれば教えてください。

A4

離乳食の食材の改善と、「かわいいおもち（58～60ページ）」「うんこちゃん（80ページ）」「べんぴの体操はじめましょう（84～85ページ）」など腸の活動を促す運動やマッサージの実践、この２点を心がけましょう。

食事ですが、たくさんのおかゆ（ごはん）に、少しの野菜の組み合わせだと便秘になる子がいます。便通をよくする食材を積極的にとるのがいいでしょう。キャベツ、ハクサイ、タマネギ、ダイコン、ニンジン、レンコン、ヤマイモなどの野菜を２に対しておかゆ（ごはん）１にすると便秘が改善されます。離乳食の初期はこれらの野菜をよく煮て、その具と煮汁にごはん少量を加えてハンディタイプのフードプロセッサーでペースト状にすると、超簡単離乳食「とろとろ野菜たっぷりのおかゆ」が出来上がります。便通をよくするといわれている、お芋類（さつまいも・じゃがいも）は便通よりもおならを促すことが多いのでＮＧです。便秘対策お手軽メニューとしてプレーン（無糖）ヨーグルト＋プルーン、プレーン（無糖）ヨーグルト＋きな粉、おかゆ＋プルーン、おかゆ＋きなこもＯＫ。プルーンは市販のペースト状のものを使いますが、とりすぎると便がゆるくなりますから注意して。また、ヨーグルトやきな粉は、最初に少量を与えて、アレルギー反応が出ないことを確かめましょう。

赤ちゃんのリズム体操＆マッサージ 期待できる効果別索引

言葉の発達

情緒の安定

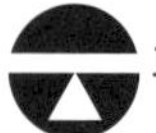

平衡感覚を鍛える

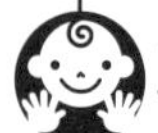

五感への刺激

筋肉を鍛える

運動機能の促進

血行の促進

便秘の予防と改善

おわりに

地域の母子保健指導の仕事を始めて31年の年月が過ぎました。31年前は生後すぐからの子育て支援は無いに等しく生まれたばかりの赤ちゃんのお家に訪問するたびに不安いっぱいに包まれたママから「赤ちゃんとどう接していいかわからない」「どう遊んでいいかわからない」という相談を何度も受けました。不安に満ちたママたちを一人でも笑顔にしたいと1992年から生後すぐからの親子ふれあい教室を地域で始めました。ふれあい教室の流れは①生後すぐからの親子ふれあい遊び②ママの産後のアクティブ体操（ボクサリズム）③育児に関する質疑応答と3本柱で展開しました。多くのママを笑顔にしたくて『乳幼児のふれあい遊び』と言われる様々な遊びを学び、多くの助産師保健師の先輩や友人と交流し情報交換をしたり、母子保健指導に関するセミナーや研修会に積極的に参加し研鑽の中で生まれたのが「生後すぐからできる赤ちゃんのリズム体操」です。出版社のお仕事にかかわっていた中西美紀さんとの出会いのお陰で2013年に「生後すぐからできる赤ちゃんのリズム体操」を学研から出版することができ、10年の時を経て改訂版の「生後すぐからできる赤ちゃんのリズム体操」の著書を新たに出版できる幸いと皆さんのご支援を心から感謝しております。改訂版を出版するにあたりお力をお貸しくださった皆様に心から感謝いたします。現在「生後すぐからできる赤ちゃんのリズム体操」の講師は2名おります。この本を手に取った方が親子の絆を深めより楽しい時間を今以上に作り出すことができればと講師と共に心から願っております。

助産師　川島智世

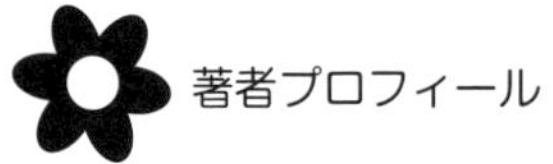

著者プロフィール

川島智世（かわしま ちよ）・助産師

東京都在住。3児の母。徳島県立富岡東高等学校専攻科（看護科卒）。
徳島大学医学部付属助産婦学校を卒業後、都立築地産院に勤務。
第1子出産を機に退職。1992年から神奈川・東京・埼玉にて母子保健活動（プレママ・パパの講座・妊産婦相談や育児相談・生後0か月から2歳児までの子育て講座・乳幼児の親子ふれあい教室・離乳食や乳幼児の食育・母乳卒乳講座など）に力を注いでいる。2001年からは「命の学習」「家庭での性教育」の講師として活動。2014年から乳幼児の育児支援者や保育士などのスキルアップ講師として活動。2015年から「生後すぐからできる赤ちゃんのリズム体操」習得セミナーhttp://akachanacademy.com/を始める
（セミナー受講は、上記のHPの『お問い合わせ』フォームにて受付中）
著書：『生後すぐからできる赤ちゃんのリズム体操』（学研プラス）
　　『産前・産後の「美ボディ」&「美乳」BOOK』（学研プラス）
　　『家庭での性教育絵本「つながるいのち」』（光陽出版社）
　　『生後すぐからできる赤ちゃんの筋トレあそび』（主婦と生活社）

スタッフ

●編集制作　中西美紀
●本文・表紙デザイン　長谷川由美　玉本郷史
●表紙イラスト　岡本典子
●本文イラスト　岡本典子（P 2～15）、町塚かおり（P 18～25、P 64～71）、川島智世（P 28～45、P 74～80）、鹿渡いづみ（P 48～60）、やまざきかおり（P 84～89）
●楽譜作成協力　中川智子
●楽譜データ作成　丹後雅彦
●楽譜校閲　石川ゆかり
●音楽制作　作詞・作曲　川島智世
　　編曲・演奏・録音　丹後雅彦
　　歌　HIMIKO、ぽんきち（「とんとんとん」）

※本書は2013年弊社刊の『生後すぐからできる赤ちゃんのリズム体操』を一部改訂したものです。